Os Diversos Aspectos da Comunicação
Voz - Fala - Linguagem

Os Diversos Aspectos da Comunicação

Voz - Fala - Linguagem

Ruth Bompet de Araújo

Fonoaudióloga e Supervisora Clínica
Pós-Graduada em Voz pela Universidade Estácio de Sá, RJ
Especialista em Voz pelo Conselho Federal de Fonoaudiologia
Professora de Oratória da PUC-Rio
Consultora em Comunicação Corporativa
Ex-Chefe de Serviço de Fonoaudiologia da Clínica Prof. José Kós, RJ
Fundadora da Sociedade Brasileira de Laringologia
Ex-Diretora do Instituto Edmée Brandi de Voz Falada, RJ
Preparadora Vocal de Atores, Cantores e Apresentadores
Consultora em Mídia *Training*

Fernanda Tavares Basbaum

Fonoaudióloga Clínica
Graduada em Fonoaudiologia pela Universidade Estácio de Sá, RJ
Pós-Graduada em Voz pela Universidade Estácio de Sá, RJ
Especializada em Terapia de Família Relacional Sistêmica pelo Centro de Estudos
da Família, Adolescência e Infância (Cefai)
Ministrante de Cursos e Palestras de Gagueira e Saúde Vocal

Thieme
Rio de Janeiro • Stuttgart • New York • Delhi

Dados Internacionais de
Catalogação na Publicação (CIP)

AR663d

Araújo, Ruth Bompet de
Os diversos aspectos da comunicação: Voz –
Fala – Linguagem/Ruth Bompet de Araújo &
Fernanda Tavares Basbaum – 1. Ed. – Rio de
Janeiro – RJ: Thieme Revinter Publicações,
2019.
134 p.: il; 16 x 23 cm.
Inclui Bibliografia & Índice Remissivo.
ISBN 978-85-5465-040-7

1. Desenvolvimento da Linguagem.
2. Casos Clínicos. 3. Vocal – Preparação,
Alteração. I. Título.

CDD: 616.855

Nota: O conhecimento médico está em constante evolução. À medida que a pesquisa e a experiência clínica ampliam o nosso saber, pode ser necessário alterar os métodos de tratamento e medicação. Os autores e editores deste material consultaram fontes tidas como confiáveis, a fim de fornecer informações completas e de acordo com os padrões aceitos no momento da publicação. No entanto, em vista da possibilidade de erro humano por parte dos autores, dos editores ou da casa editorial que traz à luz este trabalho, ou ainda de alterações no conhecimento médico, nem os autores, nem os editores, nem a casa editorial, nem qualquer outra parte que se tenha envolvido na elaboração deste material garantem que as informações aqui contidas sejam totalmente precisas ou completas; tampouco se responsabilizam por quaisquer erros ou omissões ou pelos resultados obtidos em consequência do uso de tais informações. É aconselhável que os leitores confirmem em outras fontes as informações aqui contidas. Sugere-se, por exemplo, que verifiquem a bula de cada medicamento que pretendam administrar, a fim de certificar-se de que as informações contidas nesta publicação são precisas e de que não houve mudanças na dose recomendada ou nas contraindicações. Esta recomendação é especialmente importante no caso de medicamentos novos ou pouco utilizados. Alguns dos nomes de produtos, patentes e design a que nos referimos neste livro são, na verdade, marcas registradas ou nomes protegidos pela legislação referente à propriedade intelectual, ainda que nem sempre o texto faça menção específica a esse fato. Portanto, a ocorrência de um nome sem a designação de sua propriedade não deve ser interpretada como uma indicação, por parte da editora, de que ele se encontra em domínio público.

Contato com a autora:

FERNANDA TAVARES BASBAUM
fernandabasbaum@ymail.com

© 2019 Thieme Revinter Publicações Ltda.
Rua do Matoso, 170, Tijuca
20270-135, Rio de Janeiro – RJ, Brasil
http://www.ThiemeRevinter.com.br

Thieme Medical Publishers
http://www.thieme.com
Capa: Thieme Revinter Publicações
Imagem de capa: Projetado por Freepik

Impresso no Brasil por Zit Editora e Gráfica Ltda.
5 4 3 2 1
ISBN 978-85-5465-040-7

Todos os direitos reservados. Nenhuma parte desta publicação poderá ser reproduzida ou transmitida por nenhum meio, impresso, eletrônico ou mecânico, incluindo fotocópia, gravação ou qualquer outro tipo de sistema de armazenamento e transmissão de informação, sem prévia autorização por escrito.

DEDICATÓRIA

A todos os colegas que, como nós, dedicam-se à atuação da Fonoaudiologia.

As Autoras

AGRADECIMENTOS

Agradecemos aos nossos pacientes, que nos estimulam a aprofundar nossos conhecimentos.
À editora Thieme Revinter e equipe, que apoiou e editou este livro.

APRESENTAÇÃO

Somos um grupo de fonoaudiólogas trabalhando em sua maioria no bairro de Ipanema há mais de 30 anos. Isto permite que possamos nos reunir, seguidamente, para estudarmos juntas, trocando nossas experiências clínicas. O que sabemos divulgamos e compartilhamos, pensando, sobretudo, naqueles que ainda estão estudando nas universidades ou que estão iniciando sua carreira profissional, ou ainda aqueles que querem buscar conhecimentos suplementares para os diagnósticos difíceis ou para uma terapia mais especializada.

As autoras esperam que fonoaudiólogos, pacientes e profissionais de áreas correlatas possam encontrar neste livro uma fonte de saber extra. Que nossos colegas fonoaudiólogos encontrem aqui um auxílio ou uma "dica" para o tratamento de seus pacientes. O trabalho da fonoaudiologia é uma tarefa de assistência, de cuidados, sempre procurando encontrar a melhor maneira de resolver as dificuldades dos nossos pacientes.

As autoras esperam, também, que os estudos, pesquisas e casos clínicos aqui expostos venham valorizar cada vez mais a nossa profissão, tão bem explicada no prefácio da Ligia Marcos, para que a fonoaudiologia continue crescendo mais e mais e seu engrandecimento nunca fique estacionado.

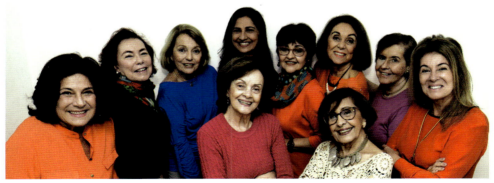

Foto: Cristina Granato.

Em cima (da esquerda para direita): Pérola Kaminietz, Maryse Müller, Maria da Graça Carneiro, Fernanda Basbaum, Danuzza Sartori, Ruth Bompet, Regina Jakubovicz, Cintia Parga.

Em baixo (da esquerda para direita): Maria Silvia Câmara Vianna, Irandy Garcia Duarte da Rosa.

PREFÁCIO

Há 50 anos, iniciei minha vida profissional na Logopedia, termo que então designava a Fonoaudiologia. Naqueles tempos, era apenas um esboço do que viria a se tornar esta riquíssima ciência de conhecimento e atuação terapêutica na área de comunicação humana.

No Brasil, consideram-se os primeiros marcos da Fonoaudiologia os anos de 1854 e 1855, com o surgimento de dois institutos dedicados a deficientes visuais e auditivos. Em 1854, o imperador Pedro II criou o Imperial Instituto dos Meninos Cegos, no Rio de Janeiro, para proporcionar a crianças cegas não só a instrução básica fundamental, mas também o aprendizado de um ofício que lhes permitisse ganhar a vida de modo independente. E, em 1855, o mesmo Pedro II rende-se aos argumentos do surdo francês E. Huet e determina a criação da primeira escola para surdos no país, com o nome de Colégio Nacional para Surdos-Mudos, com base didática na proposta de Huet. Hoje essas instituições pioneiras levam, respectivamente, os nomes de Instituto Benjamin Constant e Instituto Nacional de Educação de Surdos.

Menos de 50 anos depois dos atos de nosso grande imperador, a Hungria dá o grande passo na área da comunicação, reconhecendo a profissão em 1900 e criando a primeira faculdade de Fonoaudiologia no mundo.

Em nosso país, contudo, a inspiração vinda do Primeiro Mundo caminha em passos um tanto mais lentos. Aos poucos médicos e educadores passam a dedicar atenção específica aos distúrbios de voz e fala. Augusto Linhares em 1912, José Guilherme Witel e Cinira Menezes nos anos 1920, Souza Mendes e Júlio Vieira na década seguinte, Silvio Bueno Teixeira em 1935, Silveira Bueno nos anos 1940 – todos com foco nos problemas da fala, da voz e da linguagem – vão destacando o que viria a ser chamado, em breve, de Logopedia.

Em 1956, no Rio de Janeiro, no Hospital São Francisco de Assis, é criado o primeiro curso de Terapia da Palavra, e, nos anos 1960, o escritor, teatrólogo e médico foniatra Dr. Pedro Bloch passa a tornar-se conhecido da "população comum", fazendo dela mais íntimos e quase familiares termos como Logopedia, profissionais logopedistas, e, aos poucos, sedimentando na sociedade brasileira a importância do assunto.

Foi em São Paulo, na década de 1960, que surgiram cursos voltados à graduação de Tecnólogos em Fonoaudiologia: na USP (Universidade de São Paulo), vinculado à Clínica de Otorrinolaringologia da Faculdade de Medicina, e na PUCSP (Pontifícia Universidade Católica de São Paulo), ligado ao Instituto de Psicologia. No Rio de Janeiro, então Estado da Guanabara, a Secretaria de Educação e Cultura cria o curso de formação de Terapeuta da Palavra.

PREFÁCIO

Na década de 1980, mesmo com diversos cursos já em funcionamento e profissionais até mesmo cursando pós-graduação em Linguística, a profissão ainda não estava regulamentada. Depois de muitos obstáculos transpostos, em dezembro de 1981, a Lei nº 6.965 regulamenta a profissão de Fonoaudiólogo, determinando a competência desse profissional.

Criado o curso de 4 anos, em nível de bacharelado, a Fonoaudiologia foi evoluindo no Brasil, reconhecendo seu valor e importância na saúde do indivíduo. Conhecimentos cada vez mais aprofundados, incontáveis pesquisas científicas, excelência de destacados profissionais da área, tudo contribuiu para este reconhecimento. Atualmente, são mais de 30 os cursos em funcionamento.

Hoje, são doze as especialidades no campo da Fonoaudiologia: Audiologia, Fonoaudiologia Educacional, Linguagem, Motricidade Orofacial, Saúde Coletiva, Disfagia, Voz, Fonoaudiologia Neurofuncional, Fonoaudiologia do Trabalho, Gerontologia, Neuropsicologia e Fluência. E todas, como era de se esperar, voltadas à COMUNICAÇÃO, pois sem ela o ser humano não interage com seu semelhante nem com o mundo que o cerca.

Assim, nada mais oportuno que o lançamento deste livro, que tenho o prazer de prefaciar e orgulho por ter sido distinguida com o convite para fazê-lo.

Esta é uma obra valiosa, na qual profissionais do Rio de Janeiro, experientes e conceituados, abordam várias áreas da comunicação humana e o fazem de maneira ímpar, já que, além de comunicarem seus conhecimentos e experiências na área, optaram por fazê-lo em conjunto, em plenas interação e ... comunicação.

São profissionais que passeiam com maestria pelos seus saberes, e não temem caminhar lado a lado com seus companheiros. São donos das suas palavras, mas levam aos demais um trabalho conjunto, valiosamente irmanado. Quando escolheram sua profissão, buscaram servir à melhor integração entre as pessoas. Afinal de contas, o Homem não foi feito para ser só. Como diria o "filósofo" brasileiro Antonio Carlos Jobim, "é impossível ser feliz sozinho"...

Já o filósofo prussiano Nietzsche, também filólogo, crítico cultural, poeta e compositor do século XIX, dizia: "o futuro influi no presente da mesma maneira que o passado". Este livro traz um conhecimento adquirido no passar de longos anos de estudo, faz-se presente nos sentidos de oferta e de contemporaneidade, e, sem dúvida, é farol para futuros fonoaudiólogos.

Ligia Marcos
Fonoaudióloga – Especialista em Voz

AUTORAS

Cintia Parga Vieira da Silva
Fonoaudióloga Clínica
Graduada em Fonoaudiologia pela Universidade Estácio de Sá, RJ
Ex-Coordenadora do Setor de Fonoaudiologia do Departamento de Odontopediatria da Faculdade
de Odontologia da Universidade Federal do Rio de Janeiro (UFRJ)
Especializada em Voz Falada pela Universidade Estácio de Sá, RJ
Especializada em Terapia de Família pelo Instituto de Terapia de Família (ITF), RJ
Aprimoramento em Motricidade Oral no CEFAC-RJ
Aprimoramento em Voz no CEFAC-RJ
Aperfeiçoamento em Linguagem Oral no CEFAC-RJ

Danuzza Sartori
Fonoaudióloga Formada pelo Instituto Brasileiro de Medicina de
Reabilitação (IBMR)
Pós-Graduada em Voz pelo CEFAC-RJ
Preparadora Vocal e Ex-Professora de Expressão Vocal do Curso de Bacharelado em Teatro da
UniverCidade, RJ
Supervisora do Setor de Fonoaudiologia da Escola Henry Wallon
Professora de Expressão Vocal da Escola de Teatro do Sindicato dos Artistas

Fernanda Tavares Basbaum
Fonoaudióloga Clínica
Graduada em Fonoaudiologia pela Universidade Estácio de Sá, RJ
Pós-Graduada em Voz pela Universidade Estácio de Sá, RJ
Especializada em Terapia de Família Relacional Sistêmica pelo Centro de Estudos da Família,
Adolescência e Infância (Cefai)
Ministrante de Cursos e Palestras de Gagueira e Saúde Vocal

Irandy Garcia Duarte da Rosa
Pós-Graduada e Especialista em Voz
Pós-Graduada pela Escola de Música da Universidade Federal do Rio de Janeiro (UFRJ)
Atua em Treinamento em Oratória junto a Profissionais de Várias Áreas
Trabalho Clínico com Advogados, Atores, Cantores, Operadores em *Telemarketing* e Outros

Maria da Graça Schmidt de Almeida Carneiro
Fonoaudióloga Clínica
Pós-Graduada e Especialista em Voz
Especializada em Psicopedagogia pela Universidade Federal do Rio de Janeiro (UFRJ)

Maria Silvia Câmara Vianna
Fonoaudióloga Clínica
Pós-Graduada e Especialista em Voz pela Faculdade Estácio de Sá, RJ
Curso para Licenciamento em Disfonia Neurológica – Método Lee Silverman

Maryse Malta Müller
Fonoaudióloga Clínica
Pós-Graduada e Especialista em Voz
Supervisora Clínica – Psicomotricista
Preparadora Vocal de Atores e Cantores

Pérola Kaminietz
Fonoaudióloga Clínica
Pós-Graduada em Voz Falada
Especialista em Voz e Dicção
Preparadora Vocal para Profissionais de TV, Rádio e Mídias Sociais em Português e Inglês
Consultora de Comunicação Corporativa, Expressão Oral, Técnicas de Apresentação em Público e Assessoria em Linguagem e Voz Falada
Terapeuta de Casal e Família – Núcleo de Pesquisa Moises Groissman

Regina Jakubovicz
Fonoaudióloga Clínica
Doutora em Fonoaudiologia pela Universidade do Museo Social Argentino (UMSA)
Especialista em Linguagem pelo CFFA
Ex-Professora de Graduação na Universidade Estácio de Sá e Professora na Pós-Graduação da Universidade Veiga de Almeida (UVA), RJ
Mérito Fonoaudiólogo no Ano de 2014 pela Sociedade Brasileira de Fonoaudiologia

Ruth Bompet de Araújo
Fonoaudióloga e Supervisora Clínica
Pós-Graduada em Voz pela Universidade Estácio de Sá, RJ
Especialista em Voz pelo Conselho Federal de Fonoaudiologia
Professora de Oratória da PUC-Rio
Consultora em Comunicação Corporativa
Ex-Chefe de Serviço de Fonoaudiologia da Clínica Prof. José Kós, RJ
Fundadora da Sociedade Brasileira de Laringologia
Ex-Diretora do Instituto Edmée Brandi de Voz Falada, RJ
Preparadora Vocal de Atores, Cantores e Apresentadores
Consultora em Mídia *Training*

SUMÁRIO

Capítulo 1
Diagnóstico Diferencial no Atraso de Desenvolvimento da Linguagem 1
Regina Jakubovicz

Aquisição da Linguagem 1
Desenvolvimento.. 6
Atraso no Desenvolvimento da Linguagem 10
Casos Clínicos 25
Bibliografia.. 30

Capítulo 2
Desenvolvimento da Linguagem Oral *vs*. Linguagem Gestual 31
Maria da Graça Carneiro

Desenvolvimento da Linguagem.. 31
Desenvolvimento da Linguagem Gestual 33
Casos Clínicos 34
Referência Bibliográfica.. 37

Capítulo 3
**A Família como Recurso Terapêutico nos Casos Clínicos de Crianças com
Distúrbios da Comunicação** 39
Fernanda Tavares Basbaum

Introdução 39
Fonoaudiologia e Fonoaudiologia com Visão Relacional Sistêmica............................ 40
Famílias Funcionais e Disfuncionais 42
Recursos Terapêuticos Utilizados na Fonoaudiologia com Visão da Terapia Relacional Sistêmica 43
O Que a Família Pode Fazer para Ajudar os Filhos? 44
Casos Clínicos Fonoaudiológicos com Recurso da Terapia Relacional Sistêmica de Família.............. 44
Conclusão 50
Referência Bibliográfica.. 51

Capítulo 4
**A Voz do Pré-Adolescente na Preparação da Cerimônia da Maioridade Religiosa
Judaica de Bar & Bat-Mitzvá** 53
Pérola Kaminietz

Bar e Bat-Mitzvá: o Início da Vida Judaica como Adultos 53
Fisiologia da Voz.. 56
As Mudanças na Voz de Meninos e Meninas.. 57

SUMÁRIO

Considerações sobre a Voz 58
Voz na Cerimônia 60
Considerações Finais 61
Bibliografia 61

Capítulo 5
Preparação Vocal nas Artes Cênicas 63
Maryse Malta Müller

Introdução 63
Conclusão 66
Referência Bibliográfica 67

Capítulo 6
Alterações Vocais em Músicos de Instrumentos de Sopro 69
Ruth Bompet

Bibliografia 74

Capítulo 7
A Voz do Transexual 75
Irandy Garcia

Bibliografia 78

Capítulo 8
A Voz Adaptada e Aceitável Pós-Fonoterapia 79
Cintia Parga

Introdução 79
Caso Clínico 87
Bibliografia 93

Capítulo 9
Demência e Linguagem 95
Danuzza Sartori

Introdução 95
Demência Frontotemporal 96
Avaliação 100
Arte como Enfoque na Terapia 102
Conclusão 103
Bibliografia 106

Capítulo 10
Alterações Vocais nos Idosos 107
Maria Silvia Câmara Vianna

Introdução 107
Caso Clínico 109
Conclusão 110
Bibliografia 110

Índice Remissivo 111

Os Diversos Aspectos da Comunicação
Voz - Fala - Linguagem

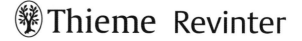

DIAGNÓSTICO DIFERENCIAL NO ATRASO DE DESENVOLVIMENTO DA LINGUAGEM

CAPÍTULO 1

Regina Jakubovicz

AQUISIÇÃO DA LINGUAGEM

Para se conseguir um diagnóstico bem preciso nos casos de atraso do desenvolvimento da linguagem na criança, teremos de ter bem delineado como e quantas são as etapas da aquisição.

O desenvolvimento da linguagem acontece de maneira sincrética, isto é, a fala acompanha a ação e é parte integrante de experiências visuais, olfativas, gustativas, táteis e auditivas. A criança organiza sua linguagem da mesma maneira que faz outras aquisições cognitivas ou de raciocínio, isto é, testando e experimentando.

A língua se organiza por meio de regras em que a unidade maior só é adquirida depois que a unidade inferior estiver amadurecida. Exemplos: a aquisição de elementos de ligação da frase (as conjunções; e - de - ou) pressupõe a aquisição dos elementos principais da frase; a aquisição das consoantes fricativas pressupõe a aquisição das consoantes oclusivas; a aquisição da sílaba **ccv** (consoante + consoante + vogal) no encontro da palavra (prato) pressupõe a aquisição da silaba **cv** (consoante + vogal) do encontro (pato). O que se pode observar é que a criança associa as frases que ouve a uma determinada experiência, mas ela poderá fazer isso de forma errada ou não.

Exemplos de experiência na aquisição da linguagem:

- Uma criança de 3 anos não dominava o nome das cores porque não havia ainda entendido que a palavra vermelho não era um objeto e sim uma qualidade. Quando sua mãe disse: "esse lápis é vermelho" ele respondeu: "lápis não é carrinho". A criança havia integrado que o carrinho é vermelho e nada mais...
- A mãe de uma criança de 2 anos entregava a mamadeira à babá dizendo: "Dá pra ele". Quando o menino acabava de mamar, ele devolvia a mamadeira à babá dizendo: "Dá pra ele". A criança associava a expressão falada ao ato de entregar, isto é, a palavra estava intimamente ligada à ação.

As aquisições no uso da semântica podem acontecer de várias maneiras:

- *O objeto pode ser conhecido antes da palavra:* exemplo: a palavra mamar só é integrada depois do contato da criança com a mamadeira.
- *A palavra surge antes do seu real significado:* exemplo: a palavra quatro (4) só surge depois do domínio da noção numérica.

- *A supergeneralização:* a palavra é generalizada para objetos semelhantes. Exemplo: a expressão "au au" além de ser relacionada ao cachorro passa a denominar também todos os animais de pelo.
- *A restrição:* nomes genéricos ficam restritos a um objeto. Exemplo: a palavra "coelho" dada a um bichinho de pelúcia não é aceita para outros coelhos.
- *A relação equivocada:* a palavra é relacionada a um objeto errado.

Equívocos Usando a Morfologia

A organização da palavra em morfemas só começa a ser observada na fala infantil quando a criança inicia o processo de fazer as transferências. No início, sua aquisição é sincrética, isto é, ela só repete o que ouve. Exemplo: Se perguntarmos: acabou? A criança vai repetir: "cabô".

Só mais tarde ela irá dizer "acabei" por perceber, então, a relação tempo/pessoa. Com a evolução poderá surgir a criação de palavras que não fazem parte do léxico como, por exemplo: "Mentirando" por mentindo, "fazi" por fiz, "sabo" por sei, "barulhando" por fazer barulho e etc.

Equívocos no Uso da Sintaxe

A construção das frases sofre modificações ao longo do desenvolvimento da linguagem. A estrutura básica da aquisição da linguagem é SVP (sujeito-verbo-predicado). As primeiras frases geralmente representam as necessidades principais. É a conhecida fase chamada de palavra-frase ou holófrases. A frase se desenvolve a partir da ideia mais importante que a criança quer transmitir. Pode acontecer que durante algum tempo a palavra-chave ocupe o primeiro lugar da frase, não coincidindo, nesse caso, com a forma adulta. Um bom exemplo da evolução sintáxica são as frases ditas por uma criança chamada Guilherme que se referia a si próprio como: Guilhé. A mãe (uma fonoaudióloga) observou e foi anotando a evolução da sua maneira de pedir "água" ao longo de um determinado tempo:

- Água.
- Água Guilhé.
- Água Guilhé...mamãe.
- Mamãe... Água... Guilhé.
- Mamãe dá água Guilhé.
- Mamãe, me dá água.

Equívocos Usando a Fonologia

A aquisição dos fonemas não se dá de um som a outro som. A criança organiza seu sistema fonológico partindo de oposições básicas. O fonema /k/ (oclusiva) + vogal /a/ = (ka) costuma ser uma das primeiras aquisições. Geralmente, a aquisição de um fonema pressupõe a aquisição prévia do que lhe é anterior, exemplo: as fricativas /s/ e /ch/ pressupõe a aquisição das consoantes oclusivas /t/ e /p/. Durante algum tempo as oclusivas podem cobrir as fricativas que é o que acontece quando a criança troca a palavra sapato por tapato ou chapéu por tapéu ou papéu. Uma vez adquiridas as fricativas, poderá surgir, então, confusão entre elas: exemplo: /s/ no lugar de /ch/ ou vice-versa; como: chapéu por sapéu ou sapo por chapo.

Equívocos Usando as Sílabas

A primeira sílaba integrada geralmente no desenvolvimento da linguagem é uso da consoante (c) mais uma vogal (v). Logo a seguir criança começa a usar a sílaba de forma reduplicada (cvcv > papa ou mamã). Pode acontecer de surgir uma estrutura do tipo (ccv) ou (vccv), nesse caso poderá haver uma simplificação para uma estrutura mais conhecida ou já dominada formando uma espécie de simplificação articulatória.

Exemplos:

- Sapato → papato (cvcvcv).
- Braço → baço (ccvcv = cvcv).
- Blusa → bulusa (ccvcv = cvcvcv).
- Irmão → rimão (vccvv = cvcvv).
- Urso → usso (vccv = vccv).
- Problema → pobrema (ccvccvcv = cvccvcv).

As tabelas de desenvolvimento indicam que terá de haver um paralelo entre o aparecimento da linguagem e a sua compreensão. Indicam também que há necessidade da presença concomitante de certas habilidades sem as quais não haveria a possibilidade nem terreno fértil para a linguagem emergir.

Podemos dizer que para o bom desenvolvimento da linguagem é indispensável que existam pelo menos 6 habilidades.

1. Integridade do sistema nervoso central.
2. Habilidades mentais adequadas.
3. Funcionamento adequado do sistema sensorial (audição).
4. Estabilidade emocional.
5. Estimulação do ambiente.
6. Maturação – maduração – organização.

Integridade do Sistema Nervoso Central

O cérebro possui funções que podem ser analisadas separadamente, mas que, na realidade, funcionam como um todo. São elas:

- *Cognição*: capacidade não só de conhecer como de reconhecer fatos e proposições. Saber decodificar o mundo. Interagir para perceber e reagir no meio.
- *Julgamento das relações*: capacidade de avaliar, comparar e fazer escolhas de acordo com critérios internos.
- *Raciocínio dedutivo* ou capacidade de gerar alternativas lógicas.
- *Raciocínio indutivo* ou capacidade de gerar conclusões lógicas.
- *Atenção*: fornece a base para a organização dos processos mentais. Para haver atenção será necessário ter: **diretividade,** ou a busca de um estímulo, e também **seletividade,** capacidade de concentrar o foco em um determinado estímulo.
- *Concentração*: é a capacidade de se concentrar em uma atividade psíquica qualquer por um tempo ou período determinado, sem haver desvio da atenção.

O que vamos chamar de estocagem é a maneira ou modo de registrar uma informação recebida. Podemos dividir a estocagem ou a memória de duas maneiras:

- *Memória passiva*: a simples retenção de traços passados, por segundos, horas, décadas ou infinitamente, também chamada de memória em curto prazo ou em longo prazo.
- *Memória dinâmica*: em que lembrar é uma reconstrução e não uma reprodução.

As condições de armazenamento podem acontecer de duas maneiras: se o armazenamento possui significado emocional ou não, e se ele está relacionado a algo que já sabemos, ou seja, a chamada memória de trabalho.

Podemos afirmar que: "o indivíduo é um ser diferente de qualquer outro em virtude de suas memórias. A pessoa é a síntese de suas experiências cognitivas e afetivas. Uma construção de seu presente sobre o seu passado."

Habilidades Mentais Adequadas

O cérebro humano é um aparelho que processa informações de duas modalidades:

- *Forma concreta:* em que as informações representam a realidade. Estas possuem energia específica e impressionam um determinado receptor (sensor) que produzirá uma resposta cortical típica.
- *Forma abstrata:* em que as informações representam algo abstrato (religiões, nações, quantidades de tempo ou matéria etc.) por força de uma convenção linguística, ou de uma semelhança ou uma contiguidade semântica.

Como age o cérebro para resolver problemas? Ele opera por etapas: Primeiro há percepção ou a tomada de conhecimento de que existe um problema para o qual não há uma solução pronta. Em seguida, então, o problema é analisado e estruturado (julgamento de relações) envolvendo o uso das informações e o conhecimento de um sistema simbólico (a linguagem). O próximo passo poderá ser: usar o raciocínio dedutivo ou juntar os fatos e concluir e/ou, usar o raciocínio indutivo e gerar várias alternativas. Ao longo de toda operação é necessário que a pessoa esteja em estado de alerta.

Funcionamento Adequado do Sistema Sensorial ou Processamento Auditivo Central

É a capacidade de capturar estímulos auditivos, visuais, táteis, gustativos e sinestésicos para decodificar as mudanças do organismo e do meio. Para isso terá de haver o controle dos impulsos, ou seja, ter a capacidade de poder e saber selecionar e controlar as reações a determinados estímulos de forma apropriada. O que vamos chamar de processamento auditivo são as funções típicas da audição e da decodificação cerebral. Esse processamento compreende:

- A capacidade de reagir ao estímulo sonoro.
- A possibilidade de associar corretamente o barulho ou o som à fonte.
- Conseguir determinar em que direção o som está vindo.
- Saber diferenciar um som do outro.
- Conseguir concentrar a atividade psíquica em um determinado estímulo sonoro.
- Conseguir reter, reproduzir e reconhecer os estímulos auditivos já apresentados.
- Conseguir perceber e repetir a ordem em que os sons são produzidos.
- Saber identificar e separar as características individuais de um som inserido em um contexto.

Estabilidade Emocional

Uma criança para ser considerada "normal" no plano emocional deverá estar em harmonia com o meio e consigo mesmo. Para a criança estar apta a falar deverá haver:

- A quem falar (pessoas).
- De que falar (material, eventos, assuntos).

DIAGNÓSTICO DIFERENCIAL NO ATRASO DE DESENVOLVIMENTO DA LINGUAGEM

- Porque falar (necessidade, vontade).
- Como falar (vocabulário disponível).

Spitz R. (1979) estudou a relação mãe-filho e a classificou em dois tipos: relações impróprias e relações insuficientes.

Relações Impróprias

- *Rejeição passiva*: é a rejeição da mãe de todo o processo da maternidade, desde a concepção até o parto.
- *Rejeição ativa*: é a rejeição que a mãe tem apenas do bebê. São os casos em que a mãe abandona a criança na porta de alguém ou num asilo, ou em casos mais extremos, num lixo ou algo parecido.
- *Solicitude ansiosa*: é a superproteção da mãe fixada em horários de alimentação e higiene.
- *Hostilidade disfarçada*: é a mãe que tem medo do contato com o bebê e por isso quase não toca nele.
- *Relação oscilante*: são as variações nos cuidados maternos. A mãe tem muito carinho com o bebê durante um período e depois passa outro período maltratando a criança.

Relações Insuficientes

São casos de crianças largadas em orfanatos logo depois do nascimento ou quando a mãe ou a criança são hospitalizadas muito tempo e ficam separados uma da outra logo depois do nascimento. Essas crianças separadas da mãe logo após o nascimento foram estudadas por Spitz, e ele demonstrou que essas crianças apresentavam um quadro de depressão em que podia-se notar nitidamente uma involução no seu desenvolvimento geral. Pode acontecer da criança parar de balbuciar, de engatinhar, de mamar, de sorrir e outras atividades próprias do desenvolvimento. Spitz chamou esses quadros de "depressão anaclítica" pelo ar de tristeza muito grande e de letargia que essas crianças apresentam.

Estimulação do Ambiente

A interação mãe-filho tem influência no desenvolvimento da linguagem. A criança procura a figura que lhe dá conforto e segurança e sente que precisa comunicar-se com ela.

- A linguagem sofre influências externas:
  - Do modelo linguístico dado.
  - Do tipo de estímulo recebido.
  - Da exposição ao material linguístico.

- A linguagem sofre influências internas:
  - Do apetite para falar.
  - Do entusiasmo para aprender.

A linguagem é troca, é receber impulsos e enviar mensagens. Serão os estímulos internos que irão gerar os externos. Se a reação interna for fraca ou interrompida, a reação da criança será de ação e/ou de manipulação, mas não de organização de linguagem.

Maturação – Maduração – Organização

A **maturação** se desenvolve organicamente quando há integração no cérebro. A integração entre o cérebro e o meio ambiente acontece de modo perceptual e sensorial.

Ela surge por força de uma evolução neurológica, evolução que, por sua vez, se realiza por intermédio de um fenômeno duplo:

1. Desaparecimento progressivo dos reflexos arcaicos.
2. A aquisição incessante de novas atitudes (inscrição biológica de novos circuitos funcionais).

A **maduração** se dá em decorrência das modificações que acontecem sob a influência de certa organização interna. Serão as trocas de enzimas e hormônios que permitirão a liberação de oxigênio. A mielinização acontece quando surgem as trocas eletrolíticas nas sinapses (sódio, potássio, cálcio) o que permite a entrada de aminoácidos, fósforo, vitaminas e outros compostos químicos. A falta de compostos químicos causados pela desnutrição ou qualquer outro agente externo pode impedir ou retardar a aprendizagem e, consequentemente, a organização da linguagem.

O fenômeno de **organização**, por sua vez, acontecerá em virtude das pressões psicológicas, sociais e culturais exercidas pelo meio. "Aprender é um fenômeno, não é uma função". Lesões em um cérebro em desenvolvimento ocasionam modificações nas vias de associação e podem impedir a aprendizagem da linguagem.

DESENVOLVIMENTO

Piaget dizia: "O desenvolvimento é um equilíbrio progressivo; uma passagem perpétua de um estado de menos equilíbrio a um estado de equilíbrio superior."

A criança segue ritmos diferentes na aquisição e no desenvolvimento geral da linguagem. São eles:

- *Evolução lexical:* é um contínuo na vida do sujeito. Adquirimos o vocabulário o tempo todo de nossa vida.
- *Evolução fonológica:* acontece por etapas: primeiro se adquire os sons guturais e depois os bilabiais etc. A aquisição completa da fonologia acontece por volta de 7 a 8 anos (o mais tardar).
- *Evolução morfossintática:* aprimora-se ao longo dos anos da seguinte maneira:
  - 18 meses: gramática rudimentar (palavras funcionais).
  - 24 meses: frases de 3 elementos (substantivo + verbo + substantivo). Nessa época, podem surgir as primeiras flexões.
  - 30 meses: surge o uso da 3ª pessoa e as frases com pronomes. Nessa época, ela pode usar 4 elementos na frase. Surgem os primeiros verbos auxiliares: ser/estar. É a época da fala telegráfica; sem artigos/preposições/flexões.
  - 36 meses: surgem as primeiras frases coordenadas, o uso quase correto de: gênero, número e grau, e o emprego de verbos auxiliares e advérbios.
  - 42 meses: surgem as orações subordinadas e o uso das conjunções. Há o emprego do tempo futuro e as frases negativas e interrogativas.
- *Evolução psicomotora:* de modo global as etapas da marcha seguem a seguinte sequência: deitada → rolando → engatinhando → andando → correndo → saltando.
- *Evolução psicossocial:* segundo Freud as etapas de desenvolvimento são: fase oral → fase anal → fase fálica → puberdade → adolescência → idade adulta.
- *Evolução auditiva:* as etapas do comportamento auditivo são:
  - *0 a 3 meses:* passivo e receptivo.
  - *3 a 6 meses:* ativo e receptivo.
  - *7 a 12 meses:* ativo e expressivo.
  - *13 a 24 meses:* seletivo e expressivo.

Desenvolvimento Geral das Percepções

- *Observação*: aprende a olhar os objetos.
- *Manipulação*: aprende a tocar os objetos.
- *Distinção*: constata semelhanças e diferenças.
- *Reunião*: associa e agrupa objetos com a mesma qualidade.
- *Identificação*: dá ao mesmo objeto um qualificativo próprio.
- *Transferência*: transpõe noções perceptuais com material diferente e em momentos diferentes.
- *Generalização*: integra noções perceptuais em atividades práticas de todo o dia e em atividades arbitrárias.

Desenvolvimento da Percepção das Grandezas

- *3 anos*: distingue o grande e o pequeno.
- *4 anos*: distingue o maior e o menor, o mais longo e o mais curto. Segue uma sequência graduada por ensaio e erro.
- *5 anos*: segue uma sequência graduada cometendo 1/5 erros.
- *6 anos*: segue facilmente uma sequência graduada.

Desenvolvimento da Percepção das Cores

- *3 anos*: reúne 2 cores idênticas cometendo 2/5 de erros.
- *4 anos*: reúne objetos da mesma cor, nomeia 1 ou 2 cores.
- *5 anos*: nomeia 5 cores ou mais.

Evolução da Percepção das Formas

Assim como apresentado na Figura 1-1, de início a criança não consegue perceber os detalhes, como no caso da cópia do quadrado, e coloca traços para demarcar esse aspecto do desenho. Na cópia do triângulo, também de início não há percepção da diferença. Copiar um desenho dentro do outro assim como copiar um triângulo mostra muita dificuldade em perceber a superposição, isto só acontecendo em um estágio maturativo mais adiantado.

- *3 anos*: o plano.
- *4 anos*: o redondo e a cruz.
- *5 anos*: o quadrado e o triângulo.
- *6 anos*: o losango e o quadrilátero.
- *6 a 7 anos*: as letras, o todo e o detalhe.

A percepção por volta de 6 anos ainda é **sincrética**, ela percebe o *todo* muito mais do que o detalhe. Na cópia, é capaz de discriminar entre duas formas apresentadas e sabe dizer os detalhes que diferem. Se for pedido que copie as figuras, não saberá reproduzir a relação existente entre o detalhe e o conjunto. Em um desenho superposto, a cópia torna-se fragmentada como na Figura 1-2.

Desenvolvimento da Preensão

- *0 a 1 ano:* pega aquilo que toca e não o que vê.
- *7 meses:* o polegar torna-se inútil.

CAPÍTULO 1

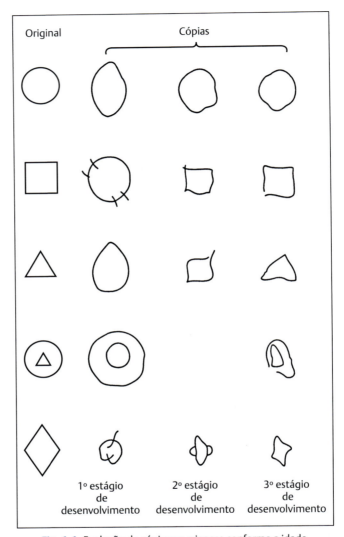

Fig. 1-1. Evolução da cópia nas crianças conforme a idade.

DIAGNÓSTICO DIFERENCIAL NO ATRASO DE DESENVOLVIMENTO DA LINGUAGEM

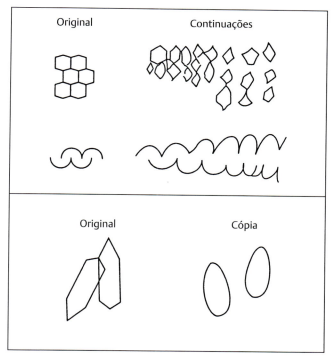

Fig. 1-2. Dificuldade da criança ao longo do tempo para copiar desenhos sobrepostos.

- *10 meses:* é capaz de passar um objeto de uma mão para outra e de apontar. Coloca o dedo no nariz e na orelha.
- *9 e 11 meses:* a lateralização começa a definir-se; cada mão tem um papel preciso.
- *1 e 2 anos:* o polegar e o indicador fazem a preensão fina.
- *15 meses:* já é capaz de abrir uma caixa, manipular utensílios de cozinha. Bebe no copo.
- *2 anos:* colabora ao vestir-se e lavar-se. Penteia e escova os dentes. Pode levantar coisas pesadas.

Fatores que Podem Alterar a Aquisição Da Linguagem

- *Inteligência:* menos inteligência pode indicar menos chances de aquisição.
- *Memória:* colabora na capacidade da criança em se concentrar no material linguístico.
- *Estimulação:* a superproteção materna em crianças com deficiência pode gerar uma estimulação fraca.
- *Afetividade:* a criança pode se sentir desvalorizada e não ficar aberta às aquisições.
- *Maturação:* as percepções têm um papel importante na aquisição da linguagem.
- *Distúrbios neurológicos:* são fundamentais em crianças com menos de 10 anos.
- *Motricidade:* num conjunto de sintomas ajuda a fechar um diagnóstico.
- *Audição:* perceber sons puros não quer dizer perceber sons da fala e da linguagem.

ATRASO NO DESENVOLVIMENTO DA LINGUAGEM

Sintomas e etiologias diferentes podem trazer em comum o fato de todos ocasionarem um atraso no desenvolvimento da linguagem. São 8 os quadros mais importantes:

1. Imaturidade.
2. Áudio-mudez.
3. Disfasia ou DEL (distúrbio específico da linguagem).
4. Deficiência mental.
5. Autismo.
6. Paralisia cerebral.
7. Surdez.
8. Afasia adquirida.

Atraso por Imaturidade ou Atraso de Linguagem Simples

Definição

É a criança que não adquire a linguagem no tempo devido. Geralmente, são normais nos planos Afetivo, Intelectual, Neurológico e Audiológico.

Características

A comunicação geralmente é feita com muitos gestos e onomatopeias. A linguagem receptiva quase sempre é bem superior à expressiva. Há muitas dificuldades com as categorias e as abstrações.

Tipos de imaturidade:

- Na aquisição fonética/fonológica, apresentando, sobretudo, distorções e omissões de fonemas.
- No mecanismo oral periférico (OFA).
- Na organização sintática (frases agramaticais).
- Na motricidade fina.
- Na afetividade.

Um exemplo da linguagem de uma criança de 5 anos na aplicação de um teste fonético/fonológico *(Teste Realfa; fonético/fonológico, Editora Noroprint de Elly Regina. A. F., ed. 1996)*:

- *Olho → oio (-lh):* a figura apresentada é de um olho e a criança disse; "oio". Ao se fazer a análise, observou-se a omissão de um fonema /lh/.

Assim foi feita sucessivamente a análise com as seguintes figuras:

- Língua → inga (-l) (-ua).
- Escova → estova > (c/t).
- Carro → taio > (c/t) (-r).
- Tesoura → tesoia (-r).
- Bicicleta → biciteta (-cl/t).
- Chapéu → sapeu (x/s).
- Óculos → otus (c/t).
- Palhaço → paiaço (-lh).
- Urso → uso (-ur).

DIAGNÓSTICO DIFERENCIAL NO ATRASO DE DESENVOLVIMENTO DA LINGUAGEM

- Relógio → iogio (-r) (-l).
- Livro → ivo (-l) (-vr).
- Elefante → efante (-l).
- Borboleta → boieta (-or -b -l).
- Banheiro → banheio (-r).
- Caminhão → daminhão (c/d).
- Braço → baço (-br).
- Árvore → ave (-ar).
- Sorvete → sovete (-or).
- Biscoito → bistoito (c/t).
- Jornal → jonal (-or).
- Gaiola → daioia (g/d) (-l).
- Martelo → mateio (-ar) (-l).
- Mosca → mota (c/t).
- Dinheiro → tieio (d/t) (-r).
- Quadro → cato (q/k) (-dr).

Observação: linguagem imatura para a idade. Trocas sistemáticas de certos fonemas (c/d) – (c/t) – (x/s) – (g/d) – (ch/x). Omissões também sistemáticas: (ar- or -l - r-). Omissões de encontros consonantais.

As causas do atraso do desenvolvimento da linguagem podem ser:

- O meio ambiente sem estimulação ou com estímulos impróprios.
- A relação mãe-filho, em que há falta de atenção ou pouco afeto. Pode ser que para chamar a atenção dos pais a criança se recuse a usar a linguagem, partindo para a manipulação do meio.
- O bilinguismo. São as crianças que aprendem uma segunda língua sem ter dominado ainda a língua materna.
- A hereditariedade. Existem famílias em que todos os membros costumam falar mais tarde, o que fica sendo um traço genético.

Prognóstico

O prognóstico será bom se houver uma modificação do meio e se a criança for diagnosticada a tempo. Os distúrbios articulatórios geralmente regridem em quase 100% dos casos. As dificuldades com a sintaxe podem ser recuperadas, mas quase sempre lentamente. As frases mal construídas podem persistir até o final do período primário na escola. É muito provável que, no futuro, surjam problemas de adaptação escolar na forma de distúrbio de aprendizagem de leve a moderado.

Disfasia ou Distúrbio Específico da Linguagem (DEL)/Specific Language Development (SLD)

Definição

É um atraso considerável na aquisição da linguagem, mas que vem acompanhado de um atraso também no desenvolvimento global.

Estudos estatísticos de Ajuriaguerra, 1973, mostram que as crianças parecem compreender, mas só compreendem elementos concretos e familiares.

Elas costumam apresentar dificuldades com:

- Os elementos em série.
- Seguir as ordens complexas.
- A memória auditiva.
- A sintaxe.
- A temporalidade e a causalidade.

50% desses casos têm problemas de motricidade; 80% têm problemas de organização visuoespacial; 60% têm problemas de ritmo. Segundo Ajuriaguerra, existem 3 características na linguagem dos casos com DEL:

- *Prolixos mal controlados:* falam rapidamente, mas falam mal no sentido de não ser possível compreender direito o que dizem. Os casos prolixos contarão uma história sobre uma imagem com muitos detalhes, mas, na maior parte das vezes, o que dizem não tem nada a ver com a imagem mostrada.
- *Econômicos reservados:* falam de modo muito lento, silabado e inteligível, mas as frases são quase sempre simples e pobres e com uma sintaxe mal organizada.
- *Econômicos:* possivelmente contarão a história com poucos detalhes; onde a ação será enfatizada muito mais por onomatopeias e gestos do que por meio da organização da linguagem.

Exemplo da transcrição de um texto livre sobre "uma paisagem", escrito por uma menina de 10 anos com diagnóstico de DEL:

"A paisagem é uma orla que existe muito frio. A paisagem é muito bonita feita desde esta paisagem. A paisagem tem muitas casas e muitos vizinhos. Na paisagem, a meninos brincando na paisagem e meninas brincando na paisagem. Muitos que vão embora, e cai muita chuva, e a chuva cai na paisagem e se vai ao rio e ao mar".

Para diagnosticar DEL é recomendável utilizar o critério de exclusão de outros quadros, como: deficiência auditiva, intelectual e autismo. A criança com DEL tem um desempenho na comunicação muito abaixo do esperado para sua idade. Ela brinca e interage, mas a linguagem não acompanha essa evolução.

A origem do distúrbio é genética, mas ainda não foi possível associar um gene específico determinante dos casos de DEL. Aspectos ambientais podem potencializar as dificuldades. É comum que os profissionais não encaminhem crianças com dificuldades no desenvolvimento de linguagem, considerando que se trata de uma variação normal ou um atraso sem maiores consequências.

Etiologia

Não temos atualmente uma etiologia conhecida. O que se observa é um conjunto de sintomas complexos que afetam todos os aspectos da linguagem. As hipóteses podem ser:

A) Disfunção cerebral mínima DCM (termo hoje bastante discutível e controvertido).
B) Déficit isolado da elaboração da linguagem.

DIAGNÓSTICO DIFERENCIAL NO ATRASO DE DESENVOLVIMENTO DA LINGUAGEM

C) Comprometimento por lesão, o que vai depender, antes de tudo, do estudo da anamnese, da sintomatologia, dos exames tomográficos e de ressonância magnética.

Prognóstico

Existem grupos com transtornos graves, cuja recuperação ou educação se estende por vários anos, mas, geralmente com sequelas no rendimento escolar. Observou-se que somente crianças que tenham recebido muita reeducação, de forma precoce e prolongada, apresentam evolução favorável.

O diagnóstico diferencial, nos casos de DEL é difícil de ser estabelecido antes dos 6 ou 7 anos. É importante evitar que possíveis casos percam anos importantes ou recebam tratamentos inadequados porque foram enquadrados como atraso no desenvolvimento da linguagem por falta de estimulação do ambiente ou como autismo, ou com retardo mental, ou deficiência de audição.

Com o auxílio da terapia fonoaudiológica, é possível melhorar o desempenho no processo de comunicação por meio do desenvolvimento de certas habilidades (Piaget). É comum que algumas dificuldades permaneçam, pois é um distúrbio na organização da arquitetura cerebral para o processamento de informações linguísticas. Se a criança não for acompanhada adequadamente, ela poderá apresentar problemas em toda a trajetória escolar, uma vez que a linguagem passa por todas as disciplinas.

Os distúrbios específicos da linguagem (DEL) podem afetar o aprendizado da leitura e da escrita, além de interferir na interação social. Em alguns casos, já foram observados adolescentes com depressão, sofrendo *bullying* ou com distúrbios de comportamento.

O Quadro 1-1 traça um comparativo entre a linguagem nos casos de atraso de linguagem simples e DEL. É feita uma comparação dos seguintes aspectos: articulação, compreensão, desenvolvimento verbal, sintomas associados e etiologia.

Quadro 1-1. Comparativo entre atraso de linguagem simples ou imatura e DEL

	Atraso de linguagem simples	DEL
Articulação	– imaturidade + omissões	Desorganização da sequência dos sons – distorções
Compreensão	– normal – distorções só no plano abstrato	+ – perturbado – problema na temporalidade e na causalidade
Desenvolvimento verbal	Diminuído	Ou muito diminuído ou com muita produção
Sintomas associados	Imaturidade motora e afetiva	Problemas no ritmo, na percepção visomotora, organização espacial e temporal
Etiologia	O meio	Orgânico – traumatismo do nascimento?

Áudio-Mudez Fisiológica

Definição

O termo "audiomudez" foi introduzido para designar a criança com boa audição mas que não fala.

É um distúrbio raro da evolução da linguagem que foi descrito sob diversos nomes: **afasia congênita, afasia do desenvolvimento, agnosia auditiva, surdez verbal**.

Podemos classificar em dois tipos:

- Áudio-mudez em que predominam distúrbios motores e, nesse caso, iremos encontrar:
  - Vocabulário pobre.
  - Discurso com agramatismos.
  - Má coordenação motora.

- Áudio-mudez onde predominam problemas sensoriais e, nesse caso, iremos encontrar:
  - Fala com ecolalia e jargão ou criança totalmente muda.
  - Organização temporoespacial imatura.
  - Dificuldade em perceber a organização dos fonemas.
  - Ausência de dificuldades na motricidade fina ou grossa.

Alguns autores identificam determinados sintomas como sendo uma áudio-mudez dispráxica. Nestes casos, a linguagem pode estar profundamente alterada, pode haver uma articulação imprecisa e a emissão de palavras deformadas. Tipicamente, o áudio-mudo tem comportamento semelhante a um surdo ou um retardado mental ou um autista.

Diagnóstico

Para o diagnóstico é necessário verificar:

- *Distúrbios da percepção:* dificuldade em receber, organizar, comparar, categorizar, memorizar.
- *Disfunção auditiva, com dificuldade em discriminar os sons:* escuta, mas não compreende o que ouve.
- *Dificuldade na sequenciação* dos sons auditivos.
- *Limitação intelectual:* são crianças que necessitam de condições "ótimas" para processar o raciocínio. Condição "ótima" quer dizer: sem distração, sem ruídos, sem fadiga.
- *Grande atraso de linguagem:* criança "não verbal" até os 4 anos, e, depois dos 4 anos, a fala pode apresentar:
  - Frases com 2 palavras (estilo telegráfico).
  - Dificuldades sintáticas.
  - Vocabulário pobre.
  - Jargão.

Evoluções que podem acontecer no período da aquisição da linguagem em casos de áudio-mudez:

- Jargão → palavras verdadeiras → frases com agramatismo.
- Mudez → jargão → agramatismo.

Na Figura 1-3, vemos a porcentagem da percepção dos fonemas em regiões diferentes no cérebro. Nota-se que nas regiões posteriores, que são áreas específicas de recepção dos sons da fala (áreas sensoriais), a porcentagem de percepção é muito maior que em outras regiões não sensoriais, ou seja, regiões motoras.

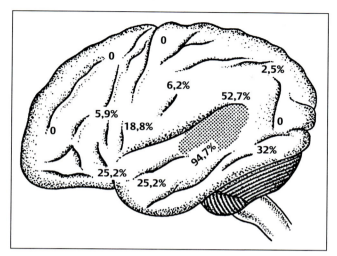

Fig. 1-3. Porcentagem de percepção dos fonemas no cérebro.

Deficiência Mental ou Síndrome de Down
Definição
Funcionamento intelectual geral subnormal que se origina no período de desenvolvimento, comprometendo: o aprendizado e o ajuste social.

Evolução da Síndrome de Down

- *Bebês com deficiência mental branda:* apresentam um nível de retardamento em 50 a 60%, e aos três anos de idade operam na faixa de 18 a 21 meses.
- *Bebês com deficiência mental de moderada a grave:* com 7 meses operam em um nível de desenvolvimento por volta de 30 a 40%. Aos 3 anos de idade podem-se apresentar em um nível de desenvolvimento em torno de um ano de idade.
- *Bebês com deficiência mental profunda:* com 7 meses, encontram-se operando em um nível neonatal; e aos três anos só poucos conseguem algum progresso.

Características

- Características específicas:
  - Atraso no desenvolvimento em geral.
  - Falta de identidade do corpo no espaço.
  - Dificuldades com o mundo social, com o simbólico e com as relações de causa e efeito.
  - Muitos casos de distúrbios na voz (disfonia).
  - Muitos casos de disfluência (gagueira ligeira).
  - Distúrbios da atenção.
  - A linguagem, quando se desenvolve costuma ser no estilo telegráfico.

- Características gerais:
  - Distúrbios da memória associativa, prevalecendo a memória de reprodução.
  - Diminuição da imaginação criativa.

- Ideação empobrecida.
- Distúrbios da vontade e da afetividade.
- Dificuldade de contato social e controle dos impulsos.
- Dificuldade de autocrítica (secundário ao déficit intelectual).

Etiologia
- Problemas de ordem genética.
- Anormalidades cromossômicas ou doenças degenerativas.
- Erros inatos do metabolismo.
- Malformações.
- Problemas pré-natais.
- Traumatismos externos.
- Baixo peso ao nascimento.
- Infecção ou irradiação ou intoxicação materna.
- Defeitos na placenta.
- Problemas perinatais.
- Anoxia ou hiperbilirrubina.
- Esmagamento ou laceração do tecido nervoso.

Quociente de Inteligência (QI)
Qi é um fator que mede a inteligência das pessoas com base nos resultados de testes específicos. O QI mede o desempenho cognitivo de um indivíduo comparando a pessoas do mesmo grupo etário.

O primeiro teste para medir a capacidade intelectual foi desenvolvido no início do século XX pelo psicólogo francês Alfred Binet (1859-1911). Inicialmente, o teste foi aplicado apenas nas escolas para identificar estudantes com dificuldades de aprendizado.

Com base em novos estudos, David Wechsler (1896-1981) criou um teste desenvolvido exclusivamente para adultos, definindo a escala de inteligência Wechsler para adultos (em inglês, WAIS - *Wechsler Adult Intelligence Scale*), que já passou por revisões. Os níveis de inteligência são classificados com base no resultado do teste, de acordo com a escala a seguir:

- *130 ou acima:* superdotado.
- *120-129:* inteligência superior.
- *110-119:* inteligência acima da média.
- *90-109:* inteligência média.
- *80-89:* normal fraco.
- *70-79:* limite da deficiência.
- *Igual ou inferior a 69:* deficiente mental.

Prognóstico
O prognóstico dependerá:

- Da diferença entre a idade mental e a idade cronológica.
- Da estimulação recebida.
- Do meio ambiente (a família).
- As crianças retardadas são capazes de aprender, mas o que podem aprender, o quanto elas conseguem e a maneira como vão aprender dependem de muitos fatores.

DIAGNÓSTICO DIFERENCIAL NO ATRASO DE DESENVOLVIMENTO DA LINGUAGEM

- É comum as crianças deficientes chegarem à idade adulta e poderem se tornar trabalhadores de oficinas.

Autismo
Características
No autismo, a criança raramente se deixa atingir por estímulos externos, tornando-se incapaz de entrar em contato com o universo exterior e evitando que alguém penetre em seu mundo.

Outros termos utilizados na literatura: *psicose infantil, esquizofrenia infantil, psicose simbiótica, desenvolvimento atípico do eu* e *transtorno global do desenvolvimento*.

Costumam apresentar severos problemas na comunicação, na conduta e no relacionamento com as pessoas.

Valores de QI dos autistas:

- 60% apresentam abaixo de 50.
- 20% oscilam entre 50 a 70.
- 20% valores acima de 70.

A maioria mostra uma variação ampla em ocasiões diferentes na aplicação dos testes, sobretudo em audiometria.

Muitas das crianças autistas apresentam habilidades específicas em áreas como música, matemática ou uso de conceitos especiais, como quebra-cabeças, mas manifestam grave retardo em outras áreas.

Podem ser bons alunos em classe, mas têm interesses restritos. P. ex.: adora dinossauros, sabe tudo sobre eles e não demonstra interesse para mais nada.

Costuma haver confusão entre o autismo clássico e a síndrome de Asperger. Essas crianças podem ser muito falantes, mas com muita dificuldade em entender as figuras de linguagem, piadas e metáforas.

Síndrome de Asperger (SA)
É um transtorno do espectro autista, diferenciando-se do autismo clássico por não comportar nenhum atraso ou retardo global no desenvolvimento cognitivo ou da linguagem. A validade do diagnóstico de SA como condição distinta do autismo é incerta, tendo sido removida do "manual diagnóstico e estatístico de transtornos mentais" (DSM), sendo fundida com o autismo.

A SA é mais comum no sexo masculino. Quando adultos, muitos podem viver de forma comum, como qualquer outra pessoa, entretanto, além de suas qualidades, sempre enfrentarão certas dificuldades peculiares à sua condição.

São características da SA:

- Dificuldade de interação social.
- Dificuldades em processar e expressar emoções (este problema leva a que as outras pessoas se afastem por pensarem que o indivíduo não sente empatia).
- Interpretação muito literal da linguagem.
- Dificuldade com mudanças em sua rotina.

Na Síndrome de Asperger, os sintomas podem ser confundidos com hiperatividade, déficit intelectual e atividades que exigem altas habilidades.

Aspectos Linguísticos e Não Linguísticos no Autismo

- Dificuldade na utilização do pronome *eu*.
- Muito uso da ecolalia que pode ser de 3 tipos: imediata (repete a última palavra), retardada (repete a palavra mais tarde), mitigada (repete introduzindo modificações).
- Distúrbios da voz que pode ser: cantada ou monótona.
- Distorções na intensidade da voz (muito alta ou muito baixa).
- Distúrbios na cognição: não aprende a utilidade dos objetos.
- Muitos casos são totalmente mudos.

Creak M. E. A. "Schizophrenic Syndrome in Child" (1964), enumera 17 pontos em que pelo menos 7 aspectos devem ser identificados para o diagnóstico:

- Resiste aos métodos normais de ensino.
- Risos e gargalhadas inadequados.
- Ausência de medo em perigos reais.
- Aparente insensibilidade à dor.
- Não demonstra carinho.
- Forma de brincar estranha e intermitente.
- Não mantém contato visual.
- Conduta distante e retraída (isolamento).
- Indica necessidades por meio de gestos ou usando a mão do outro.
- Apego inadequado a objetos.
- Age como se fosse surdo (audição flutuante).
- Crises de choro e angústia por razões não identificadas.
- Gira os objetos com curiosidade.
- Dificuldade ao se misturar com outras crianças.
- Resistência às mudanças de rotina.
- Habilidades motoras, fina e grossa, desniveladas.
- Hiperatividade física marcante ou extrema passividade.

Etiologia

Hipóteses quanto a etiologia:

- Teoria dos fatores orgânicos:
  - Lesão na formação reticular: FR atua nas atividades motoras e no tônus muscular.
  - Lesão no tronco cerebral: TC modula os estímulos sensoriais (estimula o labirinto), o que explica os movimentos estereotipados e a hiperatividade.
  - Disfunção do hemisfério cerebral esquerdo: HCE é responsável pelos movimentos voluntários (a linguagem autista é estereotipada e repetida).
  - Lesão no lóbulo temporal: LT é responsável pela entrada e modulação dos estímulos sensoriais.
- Teorias psicogênicas As primeiras focalizações da criança são a sensação corporal e o ritmo. Os objetos, então, passam a fazer parte do corpo da criança; o que gera fusão e confusão entre o próprio corpo e o da mãe. Abaixo as teorias de vários autores:
  - Kanner & Eisenberg 1956: existe a hipótese de haver uma ligação entre o autismo e a depressão materna. A depressão então interferiria na capacidade materna para cuidar e envolver-se emocionalmente com o seu bebê.

- Melanie Klein 1965: melanie foi pioneira no reconhecimento e tratamento da psicose em crianças. Ela não distingue os quadros autistas da esquizofrenia infantil, mas reconhece a presença, nas crianças com autismo de características qualitativamente diferentes de outras crianças psicóticas.
- Margaret Mahler 1968 e 1975: identificou diferentes fases no processo do desenvolvimento psicológico do bebê (narcisismo primário). Essa fase se caracterizaria por um estado de desorientação alucinatória primitiva ocorrendo uma falta de consciência do agente materno.

Prognóstico
O prognóstico dependerá:

- *Do uso da linguagem:* se consegue comunicar-se ou não.
- *Da afeição:* se consegue ligar-se afetivamente a alguém.
- *Da relação estabelecida com o mundo social:* se aprende as regras sociais.
- *Do tipo de estimulação dada:* quando bem diagnosticada.

Paralisia Cerebral
Definição
Lesão específica nas áreas motoras que ocasiona dificuldade no controle dos movimentos.

Características
- Características motoras:
  - Atetoides (movimentos balísticos).
  - Espásticos (resistência aumentada).
  - Rigidez (tônus aumentado).
  - Distonia (tônus irregular).
  - Hipotonia (resistência reduzida).

- Classificação funcional: segundo a maneira que afeta a vida diária.
  - Classe I: sem restrição (vida normal).
  - Classe II: restrição nas atividades.
    - *Os sem muitos movimentos da classe II*: problemas só com emissão das nasais ou nenhum efeito grave.
    - *Os com muitos movimentos da classe II*: alterações na intensidade e na qualidade da voz, imprecisão das consoantes e modificações da prosódia, alteração nas vogais, estrangulamento súbito, muitas pausas, esforço plosivo, salivação, expiração audível.
  - Classe III: limitação específicas (cadeira de rodas), são débeis educáveis.
  - Classe IV: limitação severa das atividades.

- Classificação segundo a disfunção motora:
  - Atetoide: caracterizada por movimentos involuntários. Neste tipo, os movimentos são involuntários em decorrência de um estímulo ineficaz e exagerado que o cérebro envia ao músculo não sendo capaz de manter um padrão.
  - Coreico: acomete crianças e jovens do sexo feminino com movimentos involuntários e descoordenados dos membros e dos músculos da face (dança de São. Guido).
  - Distônico: incoordenação do tônus muscular.

- Atáxico: dificuldade de coordenação motora (tremores ao realizar um movimento).
- Mistos: quando apresentam pelo menos dois tipos associados de alteração do movimento (exemplo: espástico e atetoide).
- Espástico: ocorre uma lesão do córtex cerebral, diminuindo a força muscular e aumentando o tônus muscular. A tensão muscular encontra-se aumentada notada ao realizar algum alongamento da musculatura ou mesmo um estiramento.

Etiologia
- Causas pré-natais:
  - Agentes metabólicos (diabetes materna).
  - Agentes infecciosos (rubéola materna).
  - Agente mecânico (exposição a radiações).

- Causa natais:
  - Problemas no parto (prolongado, uso de fórceps, manobras de ressuscitar tardias etc.).
  - Incompatibilidade do fator RH.

- Causas pós-natais:
  - Doenças infecciosas (meningite, encefalites).
  - Distúrbios vasculares.
  - Traumas.
  - Tumores cerebrais.

Prognóstico
- *Classe I:* nenhum tratamento.
- *Classe II:* tratamento fonoaudiológico.
- *Classe III:* equipe multidisciplinar.
- *Classe IV:* adaptação ao meio.

Deficiência Auditiva

Características
A criança que não consegue aprender a linguagem e a fala, naturalmente, por deficiência nos níveis de audição. Características segundo a perda auditiva:

- *Até 20 db:* nenhuma dificuldade.
- *Perda de 40 db:* dificuldade com a palavra falada em voz baixa.
- *De 40 a 60 db:* dificuldade com a palavra falada em voz alta.
- *De 60 a 80 db:* alguns ruídos e vogais são escutados – necessita de amplificação (surdez educável).
- *Mais de 80 db:* não escuta nem a palavra amplificada (educação especializada).

   Desenvolvimento da localização do som (Downs M. e Northern J. 1974)

- *4 semanas:* acorda com som de 90 db em ambiente ruidoso.
- *3 a 4 meses:* reação rudimentar, vira a cabeça na direção do som, mas não consegue encontrá-lo em cima e embaixo.

DIAGNÓSTICO DIFERENCIAL NO ATRASO DE DESENVOLVIMENTO DA LINGUAGEM

- *4 a 7 meses:* vira a cabeça diretamente na direção do som, mas não consegue encontrá-lo em cima e embaixo. Localiza diretamente a fonte sonora ao lado e indiretamente embaixo.
- *9 a 13 meses:* localiza diretamente a fonte sonora ao lado e embaixo com tentativas.
- *13 a 16 meses:* localiza diretamente a fonte sonora ao lado, embaixo e indiretamente em cima.
- *16 a 21 meses:* localiza diretamente a fonte sonora ao lado, embaixo e em cima por procura.
- *21 a 24 meses:* localiza diretamente a fonte sonora em todas as direções e em todos os ângulos.

O deficiente auditivo (DA) difere na fala daqueles que ouvem:

- *Respiração:* gastam mais ar.
- *Fonação:* falta coordenação com o sopro respiratório.
- *Tempo de fonação:* é 3 vezes maior.
- *Alcance vocal:* é menor.
- *Velocidade:* nos que escutam, 134 a 210 pal/minuto; já no DA, 28 a 145 pal/minuto.
- *Ritmo:* rápido e mal articulado ou lento com fonemas deformados.
- *Articulação:* dificuldade com as consoantes (sonorização – omissão – nasalização – substituição).

No Quadro 1-2, podemos comparar o andamento das etapas da aquisição da fala na criança surda e na ouvinte.

Quadro 1-2. Etapas da aquisição da fala na criança surda e na ouvinte

	Criança que escuta	Criança surda
Ao nascer	Sons indiferenciados – utilização voluntária do choro	Sons indiferenciados – sem diferença muito marcante, apenas sons mais agudos e roucos.
Com sons rudimentares	Algumas vogais /e/ - /u/. Sons guturais K/ - /G/. Acalma-se ao escutar a voz humana	Algumas vogais /e/ - /u/, mas diminui a emissão. Na surdez profunda, essa emissão cessará logo
Com 6 meses	Vocalizações constantes – quase todas as vogais e algumas consoantes. Aumento rápido das emissões vocais para despertar o afeto do meio	Vocalizações gradativas. Progressos lentos na utilização das vogais. A vogal mais comum: (A) e a consoante mais usada (M). Há interesse nos jogos vocais
Durante a fase de balbucio – Sentada	Sílaba mais repetidas: /baba/ - /mama/. Emite sons na presença das pessoas e tem prazer nessa atividade. Associa (mama) à mãe. As entonações variam em intensidade e tonalidade. Acalma-se ao se escutar a voz da mãe	Emissão constante da vogal /A/. Algumas consoantes /adada/ - /baba/. Se for estimulada associa o /mama/ à presença da mãe. Na surdez profunda, essa emissão cessará logo
Primeiras palavras	Com 1 ano Compreende algumas palavras. Orienta-se pelo: contexto, expressão facial, gestos, ritmo, entonação. Se necessitar de algo falará palavras de forma significativa	Mais ou menos com 1 ano Guia-se pelos índices visuais. Se for estimulada usará palavras de forma significativa, se não for estimulada usará gritos e sons para suas necessidades

Comportamento típico do DA:

- *Uso da audição:* interessa-se pelo som e procura por ele.
  - Som mais intenso: mais reação.
  - Som menos intenso: menos reação.
- *Uso da voz:* vocaliza para chamar a atenção. A voz é sem entonação, podendo ser esganiçada ou aguda.
- *Uso dos gestos:* comunica-se muito através dele.
- *Uso da visão:* é sensível ao movimento a seu redor.
- *Uso da socialização:*
  - Procura participar das atividades.
  - Procura aprovação dos seus atos.
  - É atenta aos desejos dos outros.
- *Uso das emoções:* pode ser exigente, agressiva ou submissa. Alguns casos isolam-se.

Etiologia

- *Rubéola:* neurossensorial (NS) ligeira e profunda com perdas em todas as frequências.
- *Fator RH:* NS bilateral (audiograma em canto).
- *Prematuro:* NS simétrica, perda profunda.
- *Meningite:* NS bilateral profunda ou anacusia.
- *Medicamentosa:* salicilatos – estreptomicina – di-hidroestreptomicina (doses cavalares) kanamicina – neomicina – quinino e outros, dependendo da dose poderá ser profunda ou condutiva.

Prognóstico

O prognóstico dependerá:

- Do grau da perda auditiva (a intensidade).
- Da qualidade da perda (a frequência).
- Da estimulação precoce recebida.
- Dos problemas associados ao quadro (se inserido em uma síndrome ou não).
- A atitude dos pais face à surdez.
- A atitude da criança face à comunicação.

Afasia Adquirida

Definição

É a perda de uma capacidade (uso da linguagem) depois dela estar adquirida.

A aquisição da linguagem acontece entre 2 e 4 anos. A afasia infantil só deveria ser diagnosticada como tal se acontecer depois da aquisição da linguagem.

- Período pré-linguístico:
  - De 0/18 meses: afasia congênita.
- Período de aquisição da linguagem:
  - De 18/12 anos: afasia do desenvolvimento (*development aphasia*).
- Período de uso da linguagem:
  - De 12 anos em diante: afasia igual a do adulto.

Termos inapropriados, mas utilizados: *afasia do desenvolvimento* e *afasia congênita*.

Diferenças entre a afasia infantil e afasia no adulto

- No adulto:
  - Observa-se uma retomada no caminho da recuperação daquilo que foi perdido.
  - Podemos colocar hipóteses sobre como era a linguagem antes da lesão.
- Na criança:
  - A afasia toma um caminho regressivo, haverá como que uma interrupção nas aquisições a serem feitas.
  - Colocar hipóteses sobre como era a linguagem antes da lesão não é possível, já que cada criança tem um ritmo de desenvolvimento diferente e individual.

Características

Características gerais da linguagem da criança com afasia:

- Mutismo inicial com gritos e gestos apenas (é característico).
- Perda da espontaneidade da linguagem (pode se seguir à fase de mutismo).
- Problemas articulatórios e apráxicos.
- Dificuldade com o simbólico.
- Ausência do jogo funcional.
- Perda de linguagem escrita (depois de ter sido adquirida).
- Regressão nas percepções.

Diagnóstico

Para o diagnostico diferencial observar:

- *Conduta:* a criança tende a se isolar – pode ser inquieta e/ou hiperativa – Audição variável e consistente; a mãe, geralmente tem dúvidas a respeito.
- *Esquema corporal:* há dificuldade no reconhecimento de sua imagem corporal.
- *Lateralidade mal estabelecida* depende da idade que houve a lesão:
- *Linguagem:* alguns casos de ecolalia e jargão.
- *Desenho do corpo humano*: geralmente mal integrado para a idade cronológica da criança.
- *Percepção:*
  - Forma e cor: geralmente mais primitiva que o correspondente à sua idade real.
  - Seleção e semelhança: podem chegar a diferenciar.
  - Espaço/tempo e figura/fundo: dificuldades mais ou menos severas.
- *Atenção e memória:* distraído com falhas amnésicas, que piora quanto mais tiver que generalizar e abstrair.
- *Inteligência:* conservada em maior ou menor grau, dependendo da severidade da lesão. Nos casos leves, está próximo ao nível normal.

Prognóstico

O prognóstico dependerá:

- Da severidade do quadro inicial (maior ou menor fase de mutismo).
- Dos problemas de compreensão existentes.
- Dos problemas motores.
- Da localização da lesão e da sua extensão.
- Da natureza dos sintomas (sensoriais ou motores).
- Das influências etiológicas; vasculares de ruptura ou de obstrução.

- Dos abscessos que necessitam de intervenção cirúrgica.
- Os tumores costumam ser raros nas crianças, mas podem ser progressivos ou operáveis.
- No traumatismo craniano, os sintomas estão ligados à duração do coma e a extensão do trauma; se fratura ou vascularização.

Recuperação

Na recuperação, poderá ser observado:

- A recuperação da escrita nem sempre pode ser completa.
- A recuperação da leitura é cheia de dúvidas; em alguns casos, é parcial e em crianças menores de 10 anos costuma ser muito lenta.
- Os problemas de articulação (do tipo disártrico) costumam regredir.
- Distúrbios da compreensão costumam evoluir de modo positivo.

O futuro escolar da criança afásica:

- A princípio parecem motivadas para aprender, mas com o tempo, em virtude das dificuldades, ficam desanimadas, agressivas ou obsessivas.
- Grande dificuldade na organização da linguagem.
- Não conseguem aprender uma língua estrangeira.
- Dificuldade em memorizar e em aprender coisas novas.

Diagnóstico Diferencial nos Casos de Atraso no Desenvolvimento da Linguagem

Como será feito? É preciso antes de mais nada observar os fatores de risco no nascimento que podem nos ajudar a identificar crianças com futuros problemas no desenvolvimento da comunicação.

Serão cinco situações:

1. A história antenatal:
   - História familiar de surdez na família.
   - Anormalidades bioquímicas e familiares associadas à surdez.
   - Incompatibilidade sanguínea (fator RH).
   - Infecção a vírus no início da gravidez.
   - Sangramentos, especialmente durante o primeiro trimestre.
   - Drogas, sobretudo as do grupo que contém quinino.
2. As complicações do parto:
   - Parto prematuro.
   - Feto em situação perigosa em virtude de um choque traumático da mãe.
   - Trabalho de parto prolongado ou precipitado.
   - Dificuldade na hora da saída – tração do pescoço ou ferimento no nascimento.
3. As dificuldades neonatais:
   - Apneia ou cianose.
   - Lesão cerebral no nascimento.
   - Icterícia – *hyperbilirubina* (15 mg/cc ou mais).
   - Anomalias múltiplas – de várias causas.
   - Possível trauma iatrogênico, como barulhos demasiados na incubadora, drogas (sobretudo Streptomicina e Kanamicina) etc.

DIAGNÓSTICO DIFERENCIAL NO ATRASO DE DESENVOLVIMENTO DA LINGUAGEM

4. Os fatores da primeira infância:
   - Infecções como a meningite e a catapora.
   - Infecção respiratória crônica e/ou alergias.
   - Lesões ou traumas cerebrais.
   - Hipotiroidismo.
   - Anormalidades da orelha externa
5. Os possíveis fatores sociais:
   - Atraso mental da mãe.
   - Privação sociocultural (isolamento).
   - Cuidados maternos insuficientes.
   - Problemas emocionais.
   - Desnutrição.

Para o diagnóstico, observar por exclusão os aspectos:

- Neurológicos.
- Psicológicos.
- Auditivos.
- De estimulação.
- Verificar a etiologia.
- Verificar interação de fatores etiológicos e o meio.

CASOS CLÍNICOS

Caso 1

- **Nascimento:**
  - A mãe relata que no segundo mês de gravidez teve uma hemorragia e tomou medicamentos. Nesta época, foi recomendado repouso. Sentiu a criança por volta do sexto mês de gravidez, mas a mesma não se mexia. A criança teve amamentação natural até o oitavo mês.

- **Desenvolvimento:**
  - Equilibrou o pescoço com aproximadamente quatro meses, sentou sozinha com dez meses e segundo a mãe, não gostava de ficar sentada. Ou ficava em pé ou deitada. Não engatinhou. Ficou de pé sozinha com doze meses e andou sem apoio com um ano e sete meses. Apresentou controle de esfíncter diurno aos dois anos de idade.

- **Comunicação da criança quando bebê:**
  - Dificilmente sorria e quando o fazia o sorriso não era dirigido às pessoas. A criança não passou pela fase de balbucio. Suas primeiras palavras só aconteceram por volta dos três anos (mamá/papá) e a palavra favorita que dizia repetidamente era "sabonete".
  - Não respondia a estímulos como aproximação da mãe, não acompanhava objetos, não se interessava por brinquedos, era "indiferente" aos sons, mas mostrava-se sensível a sons muito fortes.

- **Comunicação da criança dos 2 aos 5 anos:**
  - A partir do terceiro mês, tinha dificuldade para dormir, ficava quieta durante o dia e a noite chorava muito. Por volta dos dois anos de vida, tapava os ouvidos frente a

sons fortes. Tinha por hábito ficar pulando e transferindo o seu peso de um lado para o outro. Gostava de imitar os passarinhos (fazia piu-piu).

- Costumava ficar murmurando sons incompreensíveis. Esses murmúrios se transformavam em palavras sem significado e essa fala estranha foi se acentuando até o quinto ano.

- **Diagnóstico:**
  - Autismo.

Caso 2

- **Nascimento:**
  - O menino nasceu prematuro de 6 meses e meio e durante o parto aspirou líquido amniótico. Segundo a mãe, os primeiros anos de vida transcorreram normalmente, mas aos 5 anos teve a primeira convulsão. A mãe relata que não foram poupados recursos para o tratamento do filho. Foram consultados os seguintes profissionais: neurologista, psicólogo, fonoaudiólogo e psicomotricista. Frequentou as mais diversas escolas e "apesar de tantos esforços não obteve resultados satisfatórios".

- **Avaliação fonoaudiológica:**
  - Foi feita uma avaliação aos 9 anos de diversos aspectos referidos pela mãe. Alguns testes foram aplicados de maneira formal e outros de maneira informal.

- **Sintomas observados aos 9 anos:**
  - Não foram encontrados problemas na avaliação dos orofaciais, indicando não haver distúrbios motores.
  - Grande dificuldade na realização dos testes perceptivos, sobretudo em montar um quebra-cabeça e separar os blocos lógicos por categorias.
  - No teste de Boston para discriminação, ficou evidenciada uma péssima discriminação auditiva. Nessa avaliação, foi verificado que reconhecia os sons individualmente, mas não conseguia fazer a representação significante/significado de forma correta.
  - Nos testes de vocabulário, notou-se uma discreta anomia.
  - O teste fonético-fonológico mostrou haver trocas e omissões de quase todos os sons da língua.

- **Resultados com um teste de compreensão e expressão da linguagem:**
  - Quanto mais complexos eram os itens do teste, mais erros ocorriam.
  - Dificuldade moderada na expressão verbal, com distúrbio na organização da linguagem (criar frases) e na evocação oral (repetir).
  - Entre as transposições linguísticas; a mais preservada foi a cópia. A soletração e a leitura mostraram ser as mais prejudicadas, indicando ter muita dificuldade com o processo de análise e síntese.
  - A expressão e a compreensão da linguagem escrita estavam maciçamente alteradas sendo que a compreensão da escrita foi bem melhor que a expressão escrita.

- **Diagnóstico:**
  - Afasia infantil.

Caso 3

- **História:**
  - A mãe relatou que teve uma gestação normal, sendo que não seguiu corretamente o pré-natal. Havia planejado parto normal, mas não teve dilatação suficiente e foi feita uma cesariana prolongada que ocasionou falta de oxigenação no cérebro.
  - Foi uma criança pouco estimulada em decorrência da falta de conhecimento e de recursos dos pais. Os pais alegaram que trabalhavam fora, e a criança foi praticamente criada por uma vizinha que vinha todo o dia ocupar-se dela.
  - Com mais ou menos 9 meses sustentou a cabeça pela primeira vez e com um ano e meio engatinhou. Começou a andar com 27 meses.
  - Balbuciou com 2 anos e falou as primeiras palavras com 4 anos. Aos 3 anos de idade teve catapora e, logo em seguida, caxumba.

- **Avaliação com 7 anos:**
  - Compreender ordens: soube responder usando gestos de apontar a perguntas simples; como: "Onde está a bola?" Não conseguiu responder quando se perguntou se a bola era quadrada ou redonda.
  - Vocabulário: foram mostradas 4 figuras (cachorro, casa, televisão e borboleta) reconheceu cachorro e casa e chamou a borboleta de "piu piu."
  - Teste psicomotor: não conseguiu fazer a maior parte das provas em virtude de uma incoordenação dos movimentos.
  - Teste fonético/fonológico: (Realfa)
    - Anzol → antol
    - Aquário → alcario
    - Braço → trato
    - Bicicleta → biticleta
    - Ovo → obo
    - Coroa → coloa
    - Cruz → cluz
    - Foguete → poguete
    - Fósforo → posforo
    - Girrafa → dirafa
    - Relógio → relosto
    - Sanduíche → panduiti
    - Trem → blem
    - Vassoura → batola
  - Conclusão: a criança troca quase todos os sons da língua: z/t – cua/ka – s/t – v/b – r/l – f/p – gi/di – gi/st – s/p – x/t.

- **Diagnóstico:**
  - Linguagem com imaturidade.

Caso 4

- **1ª avaliação dos orofaciais com 6 meses de idade:**
  - Sucção, mordida, vômito: presentes.
  - Baixa sensibilidade dentro e em volta da boca.

- Exames de estruturas fonoarticulatórias:
  - ◆ Lábios: hipotônicos e entreabertos.
  - ◆ Língua: hipotônica.
  - ◆ Palato e mandíbula: normal.
  - ◆ Arcada dentária: ausente.
- Respiração: nasobucal.
- Alimentação: mamou no seio e faz uso de mamadeira 3 vezes ao dia. Não usou chupeta.
- Apresentou a sucção do polegar.
- Reação a estímulos visuais: reage bem a estímulos visuais.
- Reação a estímulos auditivos: reage bem a estímulos sonoros.
- Desenvolvimento psicomotor: passa de supino para prono e de prono para supino.
- Desenvolvimento da linguagem: ainda em fase de vocalização, mas sorri ao rosto humano.

- **2ª avaliação com 1 ano e 3 meses:**
  - Postura dos orofaciais: em repouso é com os lábios entreabertos e a língua interposta entre as arcadas dentárias.
  - Alimentação: comida semissólida para sólida. Os líquidos são oferecidos em copos comuns. Quando estimulada com biscoito, realiza o corte, lateraliza, mastiga e deglute com projeção lingual.
  - O hábito vicioso de sucção do polegar persiste.
  - Linguagem: atende pelo nome e começou a compreender o que se passa a seu redor. Encontra-se em fase de balbucio.
  - Locomove-se por meio do engatilhar.
- **3ª avaliação com 2 anos:**
  - A postura dos orofaciais em repouso ainda é de lábios entreabertos e com a língua interposta entre as arcadas. O hábito vicioso de sucção de polegar diminuiu, só estando presente na hora de dormir.
  - O sialismo às vezes está presente.
  - Alimenta-se de sólidos e utiliza copo comum, mas, às vezes, faz interposição lingual.
  - Apresenta um bom nível de concentração, realiza interações perante o modelo, identifica algumas partes do corpo e atende a ordens simples.
  - Sabe falar: mãe e vó. Verbaliza muito pouco nas seções de atendimento. Adquiriu a marcha livre.

- **Avaliação com 4 anos:**
  - Seus lábios ainda se encontram entreabertos, mas a língua fica dentro da cavidade oral sem interpor-se entre os dentes.
  - São frequentes os quadros de constipação nasal não favorecendo, assim, uma melhor postura de orofaciais.
  - Sua linguagem expressiva amplia-se. Já faz uso de frases com 2 elementos para se comunicar. Não compreende frases com 2 ordens consecutivas nem frases com abstrações. A Figura 1-4 mostra o desenho da figura humana feita por uma criança de 5 anos com paralisia cerebral. É de chamar a atenção a imagem corporal da criança com PC sem braços e sem pernas.

- **Diagnóstico:**
  - Paralisia cerebral.

DIAGNÓSTICO DIFERENCIAL NO ATRASO DE DESENVOLVIMENTO DA LINGUAGEM 29

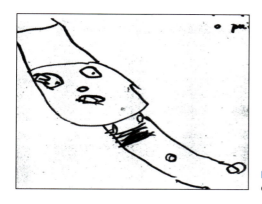

Fig. 1-4. Autorretrato de uma criança de 5 anos com paralisia cerebral.

Caso 5
- **História:**
    - A anamnese foi realizada com o pai. Este relatou que acha a criança muito esperta e para ele o único problema que existe é: "querer chamar a atenção". O pai relata que a professora insiste em dizer que seu filho está atrasado em relação aos demais colegas, mas ele não acha isso.
    - A criança não foi muito desejada pelos pais, nasceu de parto normal, mas segundo ele, a mãe não estava em boas condições psicológicas. – "ela é uma louca" (sic).
    - Logo após o nascimento, os pais se separaram, ficando a mãe com a guarda da criança. Essa só ficou com a criança seis meses, depois deu o menino para uma tia distante cuidar. O pai descobriu o acontecido e, aborrecido, levou o menino para morar com ele. Nesta época, a criança já tinha um ano e meio.
    - O pai é natural da França, não fala bem o português e, muitas vezes, durante a anamnese, ficou muito difícil de se entender o que falava.
    - Em relação à alimentação, o desenvolvimento psicomotor e a linguagem oral, o pai pouco ou nada soube informar, uma vez que não acompanhou de perto o crescimento.
    - O pai relatou que não está se importando muito com a fala errada do filho, até porque ele acha que a escola não leva "as pessoas a nada na vida", por isso não obrigará seu filho a estudar.

- **Avaliação da linguagem (5 anos):**
    - Expressão: foi aplicado o exame informal da expressão da linguagem (adaptação de Binet/Simom). A criança só conseguiu nomear os objetos da prova por volta de 2 anos e meio a 3 anos (ele tem 5 anos).
    - Compreensão: foi aplicado o Token Test (Vignolo e De Renzi) e foi possível comprovar que o menino tem muitas dificuldades com as cores, as formas e os tamanhos.
    - Psicomotricidade: não foi possível aplicar o exame por causa da falta de colaboração da criança. A professora relatou que ele não tem lateralidade definida, tem muita dificuldade em pegar no lápis e é sempre o último a entregar os trabalhos.
    - Exame orofacial:
        - Face: realizou apenas 4 das 8 provas; todas tendo de dar o modelo motor.
        - Maxilares e dentes: apresenta mordida em topo e desvio da linha média.

- ◆ Lábios: apresenta lábios afastados na postura em repouso, sem alterações anatômicas. Apresenta aspecto hipotônico e realizou todas as provas com modelo motor menos lábios unidos para a direita e para a esquerda.
- ◆ Língua: realizou bem as provas com modelo motor, menos as provas de: tornar a língua côncava, vibrar, estreitar e alargar.
- ◆ Vocabulário e articulação: foi aplicado o teste fonético – fonológico realfa.
  - ◊ Das 69 palavras do total do teste, 58 foram repetidas de forma inadequada.
  - ◊ Do total das 69 palavras 38 foram evocadas, ou faziam parte do seu vocabulário, dando uma percentagem de 26% de desconhecimento.
- ◆ Apresentou uma fala infantilizada com trocas, substituições e omissões inconstantes. Alguns exemplos:
  - ◊ Planta → panta (ri)
  - ◊ Árvore → e
  - ◊ Lápis → aipis (ri)
  - ◊ Aniversário → aversaio (ri)
  - ◊ Água → aca (ri)
  - ◊ Mosca → moisca (ri)
  - ◊ Balde → badi (ri)
  - ◊ Blusa → biucha (ri)
  - ◊ Garrafa → e
- Repetição imediata: ri
- Palavra evocada: e

- **Diagnóstico:**
  - Atraso de linguagem por falta de estimulação.

BIBLIOGRAFIA

Ajuriaguerra J. *Manuel de Psychiatrie de L'enfant.* Paris: Masson, 1973.

Berry MF, Eisenson J. *Speech Disorders*: Principles and Practices of Therapy. New York: Appleton-Century-Crofts, 1956.

Creak MEA. *Schizophrenic Syndrome in Childhood*: Further Progress Report of a Working Party. Developmental Medicine and Child Neurology 6:530–5, 1964.

Jakubovicz R. *Afasia Infantil e Desenvolvimento Geral da Criança.* 2. ed. Rio de Janeiro: Revinter, 2008.

Jakubovicz R. *Atraso de Linguagem.* Diagnóstico pela Média dos Valores da Frase (MVF). Rio de Janeiro: Revinter, 2002.

Spitz RA. *La Première Année de la Vie.* 4. ed. Paris: Presses Universitaires de France - PUF, 1994.

Spitz RA. *O Primeiro ano de Vida: um estudo psicanalítico do desenvolvimento normal e anômalo das relações objetais.* Trad. Erothildes Millan Barros da Rocha. Revisão Estela dos Santos Abreu. São Paulo: Martins Fontes, 1979.

DESENVOLVIMENTO DA LINGUAGEM ORAL *VS.* LINGUAGEM GESTUAL

CAPÍTULO 2

Maria da Graça Carneiro

DESENVOLVIMENTO DA LINGUAGEM

A aquisição da linguagem infantil se dá de maneira contínua e gradativa.

No desenvolvimento da linguagem, duas fases distintas são observadas: a pré-verbal, quando são vocalizados fonemas sem a formação de palavras; e a verbal quando surgem as primeiras palavras, já com significado. A partir dessa etapa, a criança prossegue em um crescendo de expressões, adquirindo e articulando cada vez mais palavras, ampliando seu vocabulário.

O processo da aquisição da linguagem envolve quatro sistemas que se interligam:

- O pragmático, com o uso da linguagem no contexto social. O que é para comunicar e para quem se comunicar.
- O fonológico, que envolve a percepção dos sons na formação das palavras. Aprender a produzir os sons que compõem as palavras.
- O semântico, respeitando a palavra e o significado que eles possuem. Buscar palavras que possam expressar o conteúdo mental, de forma significativa e comunicativa e que façam sentido para o ouvinte.
- O gramatical, que é o uso de regras sintáticas para combinar palavras, transformando-as em frases com sentido.

Os sistemas fonológico e gramatical conferem à linguagem sua forma (Zorzi, 2001). Verifica-se que independentemente da cultura, o desenvolvimento da linguagem se processa dentro dos padrões descritos abaixo:

- 0-6 semanas:
  - Choros e gritos (reação biológica a fome e dor).
  - Assusta-se com barulhos.
  - Acalma-se ao som da voz maternal.
- 2-5 meses:
  - Choro já diferenciado (dor e fome).
  - Surgem vocalizações que variam de altura e duração, com sons de vogais e consoantes (p/b – k/g), (Início do balbucio).
  - Reage à fala humana, sorri, segue pessoas com olhar, presta atenção ao som.

- 6 meses:
  - Vocalização mais constante, as combinações de vogais e consoantes de maneira repetitiva (dadada/gagaga).
  - A criança parece brincar com o som que emite.
  - Responde com tons emotivos à voz materna.
- 6-9 meses:
  - Começa a imitar sons.
  - Aumento na combinação de vocalizações.
- 9-12 meses:
  - Entra em jogo o gesto, com vocalizações. Aponta para o objeto, estende os braços, dá "tchau", tenta repetir sons emitidos por outra pessoa, já entende ordens simples (dá, pega, tchau, bebe).
- 12 meses:
  - Surgem as primeiras palavras (papá, dá, qué, mamá).
  - Reproduz onomatopeias (auau, miau, bibi).
  - Entende ordens como: "vem com o papai", "pega bola", etc
  - O gesto acompanha a vocalização, evidenciando a comunicação já com significado.
- 12-18 meses:
  - Aumento significativo na compreensão e expressão.
  - Já usa a combinação de duas palavras (dá, papá, qué, mamá).
  - Reconhece algumas partes do corpo.
  - Pega objetos solicitados.
- 24 meses:
  - Vocabulário com cerca de 150 palavras.
  - Surgem frases com 2/3 palavras.
  - Compreende ordens como "pega seu sapato", "coloca a boneca na cama".
  - Nomeia figuras.
  - Nessa fase, ocorre a "explosão do vocabulário", pela quantidade e rapidez de novas palavras adquiridas pela criança.
- 30 meses:
  - Conta ou reproduz histórias.
  - Produz frases com 4/5 palavras.
  - Começa a empregar o "eu".
  - Início da fase do "porque".
  - Mantém conversação.
  - Canta músicas infantis.
- 36 meses:
  - Usa os artigos, preposições, verbos, adjetivos e plurais.
  - Reconhece várias cores.
- 40-48 meses:
  - Vocabulário com cerca de 1.500 a 2.000 palavras.
  - Fórmula frases corretas.
  - Faz perguntas, usa negação.
  - Fala de acontecimentos passados e antecipa fatos no futuro.
  - Aprende conceitos abstratos (vazio, claro, liso).
  - Entende o "se", "quando" e "por que".

- 60 meses:
  - Vocabulário de cerca de 5000 palavras.
  - Define objetos.
  - Conta histórias: presente, passado e futuro (Rondal, Bredarts, 2001).

DESENVOLVIMENTO DA LINGUAGEM GESTUAL

O gesto é uma forma eficiente de comunicação. Ele possibilita observar na criança a transição da fase pré-verbal para verbal.

Por meio dos gestos, a criança tem condições de se referir a objetos cujos nomes ainda não consegue expressar verbalmente e produzir construções de estruturas sintáticas mais elaboradas, enquanto não consegue formulá-los por meio da fala.

Os gestos não são apenas elementos de transição entre as ações motoras e linguagem oral, mas facilitadores do processo de aquisição da fala, dando à criança, nas diversas fases do desenvolvimento da linguagem, recursos que permitam expressar ideias mais complexas.

O gesto surge na criança por volta de 4/5 meses, resultado de sua evolução motora. Irá acompanhá-la por longo período, mesmo após a aquisição da fala.

Os primeiros gestos são os de extensão dos braços, para alcançar objetos e do sorriso, na presença de adultos.

Aos nove meses, passam a ser mais amplos e precisos, acompanhados de vocalização. A criança já estende braços para o adulto e aponta para objetos, sem ter ainda a nítida intenção de comunicação. Só a partir de 12 meses o gesto passa a ser um meio de comunicação intencional, acompanhado de vocalização e primeiras palavras.

Os gestos podem ser emocionais, intencionais e representativos.

- Nos **gestos emocionais**, a criança apresenta reações de alegria, ao bater palmas, sorrir, baixando e levantando apoiada no berço, ou de descontentamento, jogando com força objetos no chão, movimentos de negação com a cabeça, batendo pernas e pés.
- Os **gestos intencionais** são os de estender os braços e apontar para onde quer ir, para objetos que deseja, ou batendo e puxando a mão do adulto para chamar sua atenção.
- Os **gestos representativos** já aparecem dentro do contexto de ações cotidianas, como pegar a colher e fingir que está comendo, usar bloco ou caixa, emitindo barulho simulando ser um carro. Pode, também, por exemplo, utilizar uma esponja, passando-a pelo corpo, como se estivesse no banho (Law, 2001).

Nesse estágio, observamos que a criança já elaborou vários conceitos e possui imagens e linguagem internalizadas.

A partir de 24 meses, a criança já possui a linguagem falada, mas os gestos permanecem não mais como o principal meio de comunicação e sim como complemento da fala. Eles reforçam a informação da palavra, mas já em um segundo plano.

A permanência da criança por tempo excessivo na comunicação gestual pode resultar em atraso de linguagem, pois os gestos ocupam o lugar da fala.

Na família, a criança que se comunica por meio de gestos, mesmo sem falar, é compreendida e tem suas necessidades atendidas. No momento em que vai para creche/escola, a criança que não consegue se comunicar verbalmente, sente-se frustrada, irritada por não ser compreendida e adota comportamento reativo e antissocial no relacionamento com outras crianças.

Se é introvertida, torna-se tímida, retraída, isolando-se e recusando-se a participar de brincadeiras e atividades coletivas.

Se é extrovertida, pode tornar-se agressiva, mordendo, empurrando ou tirando brinquedos dos colegas.

Essa criança deve ser investigada para detectar as causas do seu atraso de linguagem, sendo encaminhada para fonoterapia, iniciando logo a estimulação da fala.

Esse procedimento evitará problemas futuros no seu desenvolvimento linguístico, social e emocional.

CASOS CLÍNICOS

Caso 1

Antônio, 2 anos e 8 meses.

Nascimento parto natural, desenvolvimento motor e exame audiométrico sem alterações.

Filho, neto e sobrinho único na família.

Foi encaminhado pela creche por atraso na linguagem e um comportamento mais arredio, não participando das atividades propostas.

No primeiro encontro no consultório, entraram os pais, o avô materno – muito ligado à criança – e Antônio.

Os pais informaram que o filho se comunicava bem, mas falava poucas palavras.

Estava na creche, no horário de 13:30 às 17:00h. A mãe, como estava no período de adaptação, permanecia na creche até às 15:00 horas, mas na hora de sair levava o filho com ela para casa. Se Antônio dormisse após o almoço ou em dias de chuva, a criança não ia para a escola.

Tiraram de uma sacola alguns brinquedos e pediram para Antônio mostrar o que era solicitado, no intuito de provar que ele conhecia todos pelo nome.

Falava cerca de 15 palavras; na verdade, meias palavras, tipo "papa, mamã, bô (avô), aba (água), bó (embora), mão, pé, dá e quê".

Coloquei as fichas do exame fonético.

Antônio, muito atento, ia vendo as fichas, não conseguindo nomear não mais de três objetos. Emitia onomatopeias e reconhecia figuras por seu uso.

- Mão → mão
- Pé → pé
- Sapato → papato
- Banana → manana
- Avião → ão
- Prato → papa
- Braço → mão
- Carro → ka- bibi
- Colher → fez movimento de levar a boca
- Relógio → mostrou o meu, no meu pulso
- Cavalo → Kaalo
- Cachorro → auau
- Gato → miau
- Galinha → cocó

Encerrei o exame após 15 fichas, vendo que reconhecia as figuras, mas não conseguia nomeá-las pela falta da fala.

Conversei com os pais sobre o atraso de linguagem de Antônio, e da necessidade da terapia fonoaudiológica, para desenvolver sua linguagem oral, evitando problemas futuros. Isso os surpreendeu, pois para eles Antônio ainda era pequeno para falar.

Enfatizei, também, a importância de frequentar assiduamente a creche, não só pelo estímulo à própria linguagem, mas pela socialização de Antônio.

Iniciamos a terapia, e na primeira sessão entraram na sala os pais, o avô e Antônio.

Solicitei que só um adulto permanecesse na sala de atendimento e, se possível, sem fazer intervenções, para que Antônio criasse vínculo comigo.

Nas três primeiras sessões, coloquei bola, carrinhos, potes coloridos para encaixe e animais de que muito gostava. O tempo todo eu nomeava os objetos e as ações como "joga, pega, caiu, bumba bateu".

A cada sessão, colocava os brinquedos que Antônio tinha gostado e novos elementos, como livrinhos infantis, flauta, piano com música, sons e luzes.

Na quarta sessão, Antônio olhou e disse:

_ qué bó....

Perguntei: você quer mais bola?

_ qué mais bó...

Desse momento em diante, 2 ou 3 brinquedos favoritos eram colocados à vista de Antônio e fora de seu alcance.

Ele começou a solicitar, apontando e repetindo o nome que eu indicava.

Você quer o carro ou a bola? Perguntava.

_ qué kabibi

Usei o recurso do reforço positivo o tempo todo. A cada palavra ou meia palavra nova, eu batia palmas, dizia muito bem, você falou; atitude que Antônio mostrava contentamento.

Pedi que a família usasse o mesmo recurso de reforço positivo, mostrando a Antônio que estavam satisfeitos com suas novas produções, incentivando-o a se esforçar para falar mais.

Nessa fase, além dos exercícios orofaciais convencionais, introduzi canudos no copo d`água, soprando bolinhas (tipo futebol), flauta e apito, facilitando a formação de novas palavras.

Com quatro meses de terapia, Antônio tinha aumentado muito seu vocabulário; já solicitava objetos pelo nome e tentava formar frases com 2 palavras, no estilo telegráfico, mas havendo a intenção e conseguindo se comunicar.

No quarto mês, a professora de Antônio na creche comentou sobre as mudanças dele no dia a dia.

Estava participando das atividades propostas, tentava falar palavras associadas a gestos, estava, enfim, conseguindo se expressar.

A terapia continuou fluindo bem, por mais sete meses.

Antônio formava frases, nomeava objetos, pedia o que queria.

Os pais estavam satisfeitos com a evolução, segundo eles rápida e eficaz.

Conclusão

Foi um caso de atraso de linguagem em criança sem problema cognitivo, motor ou auditivo, por total falta de estimulação familiar.

Superprotegido pois os pais supriam todas necessidades dele e com gestos ele obtinha o que desejava. Não davam espaço para Antônio falar. Antônio possuía a linguagem interna, conceitos e possibilidade motora. E por que não falava?

Não falava pois não tinha por que falar, não necessitava da fala para se comunicar.

A terapia foi bem-sucedida porque a família também entrou no processo de estimulação de fala, auxiliando em casa.

Alertada para problemas que a falta da fala poderia trazer para Antônio, resolveram mudar o comportamento em relação ao filho.

A impossibilidade da mãe de deixar seu filho na creche, a superproteção dada a ele, mostrava que ela não queria deixar seu "pequenino" independente, prejudicando, sem perceber, o desenvolvimento linguístico e social do seu filho.

Caso 2

Gêmeos, com 3 anos e 9 meses.

Institucionalizados por terem sido abandonados em um parquinho perto da casa, com três anos de idade. Encontrados por um vizinho que os reconheceu e levou-os a Polícia que os encaminhou para o Juizado de Menores.

Estavam desnutridos e com fome. Ao ser procurada, a mãe alegou que o padrasto com quem vivia havia "esquecido" as crianças no parque. Alegou não poder ficar com as crianças, por não ter condições financeiras e tempo para criá-los. Trabalhava, tinha outros filhos.

Na Instituição, foram encaminhados para a neuropediatra, que atestou atraso no desenvolvimento neuropsicomotor e falta total da fala. No exame audiométrico, reconheceram os próprios nomes e alguns sons, com resultado de audição normal.

Iniciamos a terapia com os gêmeos juntos. Se comunicavam por vocalizações sem significado, espécie de dialeto. O que era mais extrovertido logo tomou conta da sessão. Foram, então, atendidos separadamente.

Diziam "não e qué" e o tempo todos usavam gestos, apontando para os objetos.

Durante os dois primeiros meses, nada falaram. Sempre que apresentava brinquedos novos, olhavam mas se interessavam só por dois únicos brinquedos que faziam barulho. Desde o início, trabalhei nome das cores e tentava, sem cessar, nomear objetos do dia a dia para que repetissem, mas a resposta era pouca, parecia haver pela parte deles uma "inapetência" pela fala.

As primeiras palavras surgiram com 5 meses de terapia, mas usavam sempre com fonema inicial o /k/ - /sapo – kapo/, /gato – kako/, /chão – kão/. Mesmo sendo estimulados separadamente, era interessante observar que os erros dos dois eram os mesmos.

Notei que eles não possuíam experiências como conceitos e linguagem internalizada, talvez pela própria história de vida, que pouco se sabia.

Começaram a surgir novas palavras completas e pequenas frases como, "qué bikoito", "qué bakom kokolate". Estavam saindo da fase só de gestos e já havia intenção de se comunicar.

Nas sessões, falavam os nomes das cores, os nomes de objetos e animais, até que começaram a repetir o que se pedia. Era dado o padrão correto, pequenas frases e eles repetiam, mas não as usavam na linguagem diária, permanecendo em estilo telegráfico (qué).

Começaram a surgir novos fonemas, substituindo o /k/ inicial. O desinteresse por falar estava desaparecendo, dando lugar a nova fase, a de querer se comunicar. Começaram a cantar musiquinhas infantis e as frases surgiram: "não tia, qué carro".

Houve necessidade da parte deles de adquirir conceitos, formar imagens internas para começar a falar. Os primeiros meses de terapia, quando não falavam, era o tempo que precisaram para interiorizar e juntar informações e conceitos.

Com dez meses de terapia, já conseguiam falar muitas palavras, mas com omissões e trocas de fonemas, o que, com o continuar da terapia, foram sendo corrigidos.

O importante é que estão falando.

Conclusão

Os gêmeos permaneceram por longo tempo na linguagem gestual, por total impossibilidade de se comunicar de outra forma. A falta de vivências motoras, cognitivas e certamente a história emocional deles impediram o surgimento da fala.

Apresentaram dificuldade de memorização; era difícil para eles reterem as informações dadas.

No momento em que foram estimulados, mesmo levando algum tempo, conseguiram responder à terapia, evidenciando a importância e a necessidade da mesma.

REFERÊNCIA BIBLIOGRÁFICA

Law J. *Identificação Precoce dos Distúrbios da Linguagem na Criança.* Rio de Janeiro: Revinter, 2001.
Rondal JA, Bredart S. *Troubles du langage:* diagnostic et rééducation. Belgium: Pierre Mardaga, 1977.
Zorzi JL. *A intervenção Fonoaudiológica nas Alterações da Linguagem Infantil.* Rio de Janeiro: Revinter, 2002 .

A FAMÍLIA COMO RECURSO TERAPÊUTICO NOS CASOS CLÍNICOS DE CRIANÇAS COM DISTÚRBIOS DA COMUNICAÇÃO

CAPÍTULO 3

Fernanda Tavares Basbaum

"A família não nasce pronta; constrói-se aos poucos e é melhor laboratório do amor. Em casa, entre pais e filhos, pode-se aprender a amar, ter respeito, fé solidariedade, companheirismo e outros sentimentos."

Luis Fernando Veríssimo

INTRODUÇÃO

O objetivo desse trabalho foi mostrar, por intermédio da minha experiência como fonoaudióloga e terapeuta de família relacional sistêmica, formada pelo CEFAI-RJ, como a família é importante no processo terapêutico fonoaudiológico.

Bowen (1978) diz que "a experiência me ensinou que quanto mais um terapeuta conhece a família, mais essa família conhece a si mesmo, e quanto mais aprende a família, mas forma o terapeuta."

A partir da formação, percebi que sendo uma fonoaudióloga com visão sistêmica ficava impossível olhar para meus pequenos pacientes com distúrbios da comunicação sem pensar na criança como um todo.

Durante a formação já vinham questionamentos: como seria um atendimento de fonoaudiologia sistêmico? Como saber dos nossos limites de atuação? Pois a visão sistêmica nos proporciona a "ver algo mais" e como terapeuta de fonoaudiologia o nosso olhar muda, mesmo que, muitas vezes, não atuemos diretamente como terapeuta de família. Quando devemos intervir no sistema? E, também, até onde podemos avançar? A família deve ser levada a sério como recurso terapêutico e saber quando e como incluí-la no sistema terapêutico é que vai fazer toda a diferença.

Nós fonoaudiólogos estamos mais abertos à presença dos pais/família na terapia fonoaudiológica. Sem dúvida, conhecer mais sobre a família e saber mais sobre a criança desde o início de seu desenvolvimento trará um bom rendimento para a terapia fonoaudiológica. Em geral, o tratamento é beneficiado quando a família é acolhida, assistida, mas infelizmente algumas famílias são mais fechadas e não estão tão disponíveis. O terapeuta sistêmico vai trabalhar muitas vezes a motivação e, em muitos casos, o comprometimento com a terapia. É importante não esquecer o potencial da família e que sua potência pode ajudar no tratamento ou não. Compete a nós terapeutas ter o cuidado de ter a família como "recurso" terapêutico. Isto é, ter "o pé na porta" e saber quando se deve convidar ou não para as sessões.

FONOAUDIOLOGIA E FONOAUDIOLOGIA COM VISÃO RELACIONAL SISTÊMICA

Na fonoaudiologia, apesar de lidarmos também com as emoções dos pacientes e familiares e de termos estudado nas universidades disciplinas ligadas à psicologia, sempre há dúvidas se temos ou não competência de trabalhar a família nos atendimentos fonoaudiológicos. Nós sempre questionamos se devemos ou não convidar a família a participar das sessões ou deixá-la somente na parte prática. Existe uma dificuldade em demarcar o que devemos entender sobre o desenvolvimento emocional da criança e se de fato podemos ajudar, de que maneira, quando e como.

Dessa maneira acabamos orientando a família em relação às questões práticas sobre os problemas fonoaudiológicos que ocorrem na devolução da avaliação, na orientação de como funciona e que conduta adotar, na explicação do caso clínico, na sugestão de exames (que, muitas vezes, demoram muito a retornar) e claro no que os pais/responsáveis podem fazer para ajudar seus filhos durante o tratamento. Orientar quanto ao pagamento, que são preocupações dos pais que precisam de uma estimativa, e quanto ao tempo de tratamento. Essas questões de tempo, muitas vezes, aparecem até mesmo no primeiro telefonema. Devemos explicar com relação ao prognóstico, quanto à frequência das consultas que é de fundamental importância para o sucesso do tratamento. Outra orientação é sobre a necessidade de idas ao colégio e sobre as conversas com outros profissionais, algumas vezes necessários como os professores, psicopedagogos, pediatras, neuropediatras, otorrinos, ortodontistas, psicólogos entre outros.

Frequentemente, o terapeuta acabava mantendo uma distância dos pais/responsáveis por medo de ter que lidar com alguma situação desconfortável ou frustrante e até mesmo um boicote à terapia. Um exemplo é o caso de uma menina de nove anos com problema de gagueira e que os pais estavam separados há anos. Eles resolveram provisoriamente por problema financeiro da mãe, morarem juntos no apartamento do pai com os três filhos. A menina começou apresentar ansiedade, insegurança, desinteresse nas sessões e agressividade, sem saber o que de fato estava acontecendo em casa. Chamei os pais para uma sessão sem a filha, mas só a mãe compareceu para a conversa que tinha como intuito de colocá-los a par. De alguma forma a mãe passou para o pai a conversa que fez com que ele ligasse agressivo. Convidei-o a vir no consultório. Isso trouxe um desconforto, mas acabou sendo de fundamental importância para o processo da terapia.

Cabe a nós fonoaudiólogos orientarmos a família se algo está acontecendo, pois com os nossos conhecimentos e com a prática adquirida devemos saber se é o caso de encaminhar ao psicólogo ou se apenas uma orientação seria o suficiente. Muitas vezes, a família tem dificuldade em aceitar e entender a necessidade de um acompanhamento específico. De uma maneira geral, os pais ou responsáveis são responsabilizados pelos problemas de seus filhos.

Por esse e outros casos clínicos senti a necessidade em fazer a formação em terapia relacional sistêmica de família. Há alguns anos as relações familiares vêm mudando e ampliando com a participação dos avós e dos pais que também estão mais participantes com relação à educação da criança. A família ampliada acaba ajudando mais as mães nos cuidados com os filhos.

Muitas vezes, não é mais a mãe que traz a criança na primeira consulta. Já tive casos em que a avó materna trouxe o neto de seis anos para a avaliação e durante todo o tratamento, e, mais recentemente, o caso do menino de cinco anos que veio na primeira consulta sozinho com a cuidadora.

Gosto de lembrar um caso que atendi de um menino de cinco anos e meio com atraso de linguagem, que veio trazido pelo pai e pela mãe e só veio ao consultório quatro meses depois do início da terapia. Era um ex-casal que viviam em fogo cruzado. O pai arcava com a terapia e quando brigava com a ex, ele suspendia a terapia. A mãe então passava a assumir. Ocorreu desta forma até o fim da terapia. Hora um, hora outro alternavam no cuidado com o filho. Nunca em parceria em prol do filho.

Na visão relacional sistêmica, o fonoaudiólogo é o facilitador da relação do paciente com sua família. Este será responsável por orientar e intervir na família, facilitando a compreensão do problema trazido pela família. Essas informações e preocupações são importantes para orientar o tratamento fonoaudiológico. Com essas informações sobre o problema a família terá um melhor modo para lidar com a dificuldade da criança. O problema fonoaudiológico é visto como um sintoma que traduz o funcionamento do sistema família. A criança é o porta-voz da sua família. Segundo Passos (1996), "por trás de um sintoma tem sempre um contexto familiar dando forma e sentido. Para que a família e o terapeuta possam significar o sintoma, é necessária uma postura de escuta na clínica fonoaudiológica." Devemos ficar atentos ao que a família tem a dizer sobre o filho. A escuta deve ser imparcial.

A família é o primeiro grupo em que a criança pertence, depois vem a escola. Na família, são estabelecidos os padrões de comunicação com o mundo exterior. A criança está inserida em um contexto, interagindo com vários sistemas inclusive com o sistema família. O terapeuta deve sempre escutar os responsáveis pela criança, mostrar-se disponível e acolhê-los. Isto é, devemos nos aproximar mais e mostrar que o espaço terapêutico são deles também, mesmo que de uma outra maneira.

Algumas crianças com distúrbios da comunicação chegam inseguras e preocupadas ao consultório porque sabem que algo de errado está acontecendo. Muitas vezes, já chegam rotuladas e desacreditadas pelos pais, com baixa autoestima e um sentimento de incapacidade. Algumas podem até apresentar problemas de comportamento, como o caso 2 que abordaremos mais adiante.

Franco (1992) diz que "enfatizar a família no âmbito fonoaudiológico implica primeiramente acreditar que existe uma interseção importante entre o contexto familiar de um indivíduo e o desabrochar de sua linguagem".

Minuchin (1995, 1988) diz que "a família é um complexo sistema de organização, com crenças, valores e práticas desenvolvidas ligadas diretamente às transformações da sociedade, em busca da melhor adaptação possível para a sobrevivência de seus membros e da instituição como um todo".

Ainda Minuchin (1995), ele diz que "a grande importância terapêutica desta abordagem é a inclusão do terapeuta como ativo que altera o *setting* com sua presença. Este une-se a família em posição de liderança". Mais Minuchin (1995) diz que "o terapeuta tem que ser um pouco Zelig" personagem camaleão que tem a estranha qualidade de mudar conforme seu contexto (do filme do Wood Allen). Ele tem que se filiar a essa família para despertar a confiança. Quando essa confiança acontece, o sucesso da terapia está garantido. Ele diz ainda "quando os membros da família aprendem a considerar os problemas de modo inter-relacionado, eles enxergam as coisas de uma nova forma." Dessa forma, o terapeuta terá uma grande importância na relação família × paciente. Lembro-me do caso de um menino trigêmeo que atendi que tinha um diagnóstico que sugeria ter características de um paciente com transtorno do espectro autista (TEA), mas, na verdade, ele tinha um distúrbio na aquisição da linguagem. Depois de alguns meses de tratamento fonoaudiológico, o menino não só interagia como também não apresentava atraso na fala. A mãe agradeceu dizendo que eu a fiz ver o filho de outra forma. Ela dizia que o achava incapaz em relação aos irmãos e que ele ia ser sempre diferente (sic). A partir do momento em que ela viu seu filho de outra forma, ele desabrochou.

Com o recurso da terapia relacional sistêmica, a família é transformada. Isto refletirá no desenvolvimento das crianças. "As mudanças são efetuadas num conjunto de expectativas que dirige o comportamento dos seus membros (...) e a própria experiência do paciente muda. Esta transformação será significativa para todos os membros da família, mas é particularmente para o paciente identificado, que é liberado da posição desviante."

FAMÍLIAS FUNCIONAIS E DISFUNCIONAIS

Nem sempre as crianças que chegam para o tratamento fonoaudiológico têm famílias disfuncionais. No consultório fonoaudiológico, nós encontramos tanto famílias saudáveis (as funcionais com ambiente acolhedor, onde os relacionamentos são amorosos e francos entre os membros da família), como famílias desajustadas. Nas famílias saudáveis, os pais participam mais da vida do filho, aceitando inclusive vir nas sessões quando solicitados. Posso citar o exemplo de um menino de cinco anos que apresentava distúrbios fonológicos e veio na última sessão de encerramento com os pais e o irmão mais velho para uma atividade de jogo de tabuleiro. A mãe estava grávida. Às vésperas do nascimento da filha temporã, a ideia era de fazer o encerramento com todos juntos para reforçar as relações. No final da sessão, o pai agradeceu e dizendo: "Que legal, podemos fazer isso mais vezes em casa".

Nas famílias disfuncionais, o ambiente é mais tenso, com muitas brigas, sentimentos negativos como revolta, ódio, culpa e remorso. O caso de um menino de dez anos mostra bem as relações conflituosas da família. Durante quatro anos a mãe ligava para marcar avaliação e cancelava em seguida, pois o pai era contra o tratamento. Ele dizia que se o filho melhorasse da gagueira, podia fazer um sintoma pior. O que seria um sintoma pior para esse pai? Segundo a mãe, o pai e avô paterno gaguejam, sendo que o pai aprendeu a controlar. O filho nunca aceitou esse histórico da gagueira na família relatado pela mãe desde o primeiro contato telefônico. Por telefone eu tentava construir com a mãe a vinda dele. Mas ela, para não desagradar o marido, sempre desistia. Por fim, quando ele veio já apresentava o quarteto do impedimento da fala: medo – ansiedade – insegurança e esforço para falar. A mãe e o pai vieram na primeira consulta. Era visível a desunião e a diferença de opiniões com relação ao filho. Com cinco meses de tratamento ele apresentou uma outra postura, mudando até o seu visual. Nesse momento, por meio de uma dinâmica onde eu pedi que fizesse um desenho de como ele estava antes e depois de começar a terapia, pude ver a evolução da terapia. Mas saiu para fazer análise por vontade do pai, voltando dois anos depois e com uma gagueira com muitos bloqueios. Já era, então, um adolescente e tinha muita revolta do pai, também se envolvia na briga do casal que se separaram um tempo depois. Tentava defender a mãe, mas também a criticava. Criticava o pai, mas também o entendia com relação à mãe. Tudo muito ambíguo e confuso. Esse foi um caso difícil e tive que trabalhar com o que a família se dispunha. Os progressos foram lentos e ele se sentia muito deprimido, incapaz, feio e culpava a todos e tudo pelo os seus problemas na fala. Tinha baixa autoestima, em contrapartida o seu pai tinha uma superautoestima. Os pais necessitam transmitir ao filho confiança no seu potencial de desenvolvimento e mostrar que acreditam nele. Precisam ter atitudes positivas diante da dificuldade mostrando do que ele é capaz.

RECURSOS TERAPÊUTICOS UTILIZADOS NA FONOAUDIOLOGIA COM VISÃO DA TERAPIA RELACIONAL SISTÊMICA

Como vimos, na terapia relacional sistêmica de família o enfoque é na relação, o terapeuta é um facilitador do diálogo, por meio de conversas e perguntas circulares e na criação de contextos para a mudança. Mais adiante veremos os recursos utilizados nessa abordagem.

Na fonoaudiologia, o primeiro telefonema é apenas um contato breve onde se fala do motivo da consulta e nós nos preparamos para a anamnese. Já na terapia relacional sistêmica, no primeiro telefonema, o terapeuta toma conhecimento da razão de estar sendo procurado e faz um mini genograma da família. Neste momento, o problema é apresentado a um profissional competente, a quem se pede uma solução.

Vale ressaltar ainda que muitos pais estão usando o aplicativo whatsapp para o primeiro contato com nós profissionais. Dessa forma o vínculo inicial acaba sendo na primeira vinda ao consultório.

Estes são alguns recursos que podemos utilizar ao longo das sessões, conforme sentimos necessidade ao longo do tratamento.

- *Genograma:* foi idealizado por Murray Bowen. É a representação gráfica da estrutura familiar. Este é um poderoso instrumento na avaliação familiar, pois apresenta de forma gráfica as relações familiares de pelo menos três gerações e é visto como forma de desenhar a árvore familiar (McGoldrick, 2001). Pode-se formar hipóteses de como o sintoma está relacionado com o contexto familiar. Surgem oportunidades de se falar não só das relações, de como funciona a família como também do histórico da fala dessa família, pois, muitas vezes, a família tem dificuldade de relatar problemas de fala como, por exemplo, casos de gagueira. A elaboração do genograma é potencialmente terapêutica e permite aos elementos da família confrontar-se emocionalmente e metaforicamente com a sua história familiar, bem como com o seu próprio percurso.
- *Planta da casa:* é um recurso criado pela terapeuta Tânia Almeida que possibilita a observação e a compreensão do funcionamento das regras, dos padrões familiares e da dinâmica familiar. Pede-se para a família fazer uma planta vista de cima. Cada membro da família escolhe uma caneta colorida. O terapeuta só observa a dinâmica e por fim pede que cada um dê um nome para a casa. Nesse momento, o terapeuta explora com perguntas circulares. Conversas que geram conversas. Importante dar uma conotação positiva.
- *Conotação positiva:* é um recurso terapêutico proposto pelo Grupo de Milão. Conotar positivamente os comportamentos da família que pertencem ao sintoma. Segundo o grupo, ninguém pode mudar, pelo menos não facilmente, sob a conotação negativa.
- *Linha do tempo:* é um recurso terapêutico que permite graficamente ir alinhando os acontecimentos do passado, os do presente e os prováveis acontecimentos futuros.
- *Jogos com a família:* convidar os pais e irmão para dinâmica significa estreitar mais as relações e a oportunidade de observar também a fala da criança dentro do contexto familiar, principalmente no caso de crianças que gaguejam.
- *Brincar:* "significa fazer, isto é, construir cenários relacionais, não basta simplesmente pensar ou desejar fazer, precisa-se, a nosso ver, restituir ao agir um valor de instrumento (Andolfi, 1989)."
- *Teatro de fantoches:* "o uso de bonecos na terapia é de inestimável valor, pois transforma a comunicação no plano digital para o metafórico e oferece uma via de aceso direto ao inconsciente, para que este se manifeste de forma plena, produzindo espaço terapêutico, bonecos com representações múltiplas" (Groisman, 1996).

- *Desenhos:* o desenho é uma ferramenta de valor imensurável. Por intermédio do desenho a criança expressa os seus sentimentos. Sempre digo que o desenho diz tudo. Em casos de crianças pequenas com dificuldade de fala, o desenho é de extrema importância. Segundo (Winnicott, 1994) "É simplesmente um método para estabelecer contato com um paciente infantil". Pois o desenho aproxima o terapeuta da criança.

O QUE A FAMÍLIA PODE FAZER PARA AJUDAR OS FILHOS?

A família deve escutar o filho, conversar mais, ser mais presente, estabelecer regras de comunicação, comparecer sempre às consultas quando solicitados. É muito importante a família estar comprometida com o tratamento. Devem entender que, às vezes, o progresso pode demorar aparecer, e que não devem ficar ansiosos se não surgir uma melhora de acordo com suas expectativas. O tratamento, muitas vezes, é um processo lento. Os pais necessitam transmitir à criança a confiança no seu potencial de desenvolvimento e mostrar que acreditam nela. A família deve compreender também o que a criança está passando para poder ajudá-la a superar. Os pais devem estar disponíveis para ajudar com as tarefas sugeridas pelo fonoaudiólogo. Não falar em tatibitate com a criança e sim falar carinhosamente, o que vai fazer a diferença. Alguns problemas relacionados com a fala infantilizada de uma criança podem ter suas origens no pai ou na mãe que não deseja que seu filho cresça ou para sinalizar algo que está acontecendo, como veremos adiante no Caso Clínico 3.

CASOS CLÍNICOS FONOAUDIOLÓGICOS COM RECURSO DA TERAPIA RELACIONAL SISTÊMICA DE FAMÍLIA

A avaliação fonoaudiológica e o tratamento seguiram como costumam ser, anamnese, avaliações e sessões de terapia. Porém o diferencial foi usar os recursos da terapia de família relacional sistêmica mencionado anteriormente e a participação dos pais com mais frequência de acordo com a necessidade de cada criança. Selecionei aqui três casos. Os nomes são fictícios.

Caso 1

André, um menino de sete anos. Era um bebê gigante, sem autonomia com atraso na fala e uma fala bem infantil. A mãe procurou o meu atendimento fonoaudiológico por indicação da professora da escola por conta desse atraso de linguagem, fala imatura e não conseguia ir para a alfabetização formal apesar da idade. Além do atraso e a da dificuldade em aprender, André tinha um laudo de inteligência limítrofe (laudo esse dado por um Centro de Neurologia renomado). Em geral, a maioria das crianças ainda vem trazidas pela mãe mesmo que hoje em dia os pais já estejam mais presentes. Essa mãe estava apavorada, totalmente perdida e apática quando trouxe o filho para avaliação e tratamento.

Já no primeiro contato com a criança pude ver que André não tinha nenhuma autonomia. Durante a sessão, como a conversa inicial estava muito desconfortável para ele, o menino se levantou para ir ao banheiro e imediatamente chamou a mãe para limpá-lo. Sim, um menino de sete anos! Pensei na hora que não tinha autonomia e achei melhor deixar o laudo de lado e seguir na avaliação e tratamento.

Marquei uma sessão com os pais, porém a mãe veio sozinha e, nesse momento, conversamos sobre o seu histórico desde a gestação até os dias atuais. Trabalhamos com o que temos, com que a família trás. Sempre lembrando que o pai e os irmãos estão na nossa cabeça. Muito importante esse olhar sistêmico sobre a família e sempre ouvir a versão que o responsável traz, porém devemos estar atentos para ampliar essa escuta. Segundo a mãe (sic) André não foi planejado e nem desejado pelo pai. Já tinham dois filhos adolescentes na época da gravidez.

O pai era muito ocupado com seu trabalho. A mãe relatou que teve uma gravidez sofrida e a avó materna, que a apoiava, faleceu na véspera do nascimento. Ela relatou que passou toda a gravidez sozinha na parte de cima da casa até o bebê crescer. A mãe ficou muito deprimida durante e depois e uma das filhas, a mais preocupada, fazia o papel de mãe dela. Ela relatou que foi muito difícil enfrentar tudo. Seu pai, o avô, morava na parte de cima da casa e como viajava muito, ele cedeu para ela. A não aceitação da gravidez, a morte da mãe/avó fez com que essa mãe entrasse em uma depressão e total falta de atitude, além de ser submissa ao marido. Essa criança não só não tinha espaço físico como também não tinha espaço emocional na família. O pai usava o quarto de empregada para o seu *hobby* e não cedeu. Então, quando André tinha meses de nascido, desceu para o quarto da irmã e passou a dormir com a cuidadora até durante o início da terapia. E a irmã mais velha subiu para a parte de cima, assim sua mãe pode descer. Podemos ver no genograma como eventos que aconteceram na família, luto e o nascimento do temporão, mexeram com toda a dinâmica da família.

Consegui reunir nas sessões seguintes da avaliação fonoaudiológica os pais, irmãos, depois mãe e filha. Orientei a mãe de André como seria importante ela procurar uma terapia individual. Dei colo mostrando como tinha sido muito difícil o que ela havia passado. Mas os progressos inicialmente foram lentos. A mãe ainda estava paralisada, e esse menino não estava liberado para crescer. Foi preciso um longo trabalho de fonoaudiologia com a terapia de família relacional sistêmica. Usei os recursos do genograma (Fig. 3-1), a planta

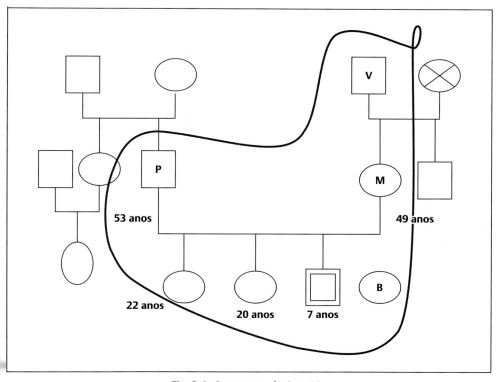

Fig. 3-1. Genograma do Caso AP.

da casa, a linha do tempo, e a família como recurso terapêutico, mas sempre com muito cuidado. Pude, por meio do tratamento, aproximar mais o André do pai. Como disse antes, o terapeuta tem "o pé na porta", e tive que ter um cuidado a mais, pois, inicialmente, para essa mãe mexer nessa história, houve um desequilíbrio. Mas, aos poucos, com a confiança que se estabeleceu entre nós o equilíbrio foi se estabelecendo.

Winnicott (1980) "afirma que o desenvolvimento emocional do primeiro ano de vida determinará a base da saúde mental do indivíduo. Segundo ele, a criança tem uma tendência inata para crescer, mas esse crescimento depende do atendimento de suas necessidades básicas, tarefa que será melhor desempenhada pela mãe, pois esta é a pessoa que mais provavelmente se dedicará à causa naturalmente e com prazer". Porém em virtude da depressão da mãe, essa etapa do ciclo de vida inicial foi prejudicada. Os cuidados dispensados à criança pela mãe nos primeiros anos de vida são essenciais ao seu desenvolvimento intelectual, por isso quando o laudo de inteligência limítrofe chegou à minha mão eu preferi deixar de lado, estimular a criança, orientar a família e ver se havia uma resposta positiva aos estímulos. A família necessita transmitir à criança a confiança no seu potencial de desenvolvimento e ter atitudes positivas diante da aprendizagem, mostrando do que ela é capaz para se tornar mais autoconfiante.

Caso 2

Luiz Henrique, menino de quase quatro anos. Os pais me procuraram por eu ter a formação em terapia de família. Luiz Henrique tinha um grande atraso de linguagem, com desvio fonético fonológico com muitas trocas e omissões. Ele batia em todos os amigos e a mãe se sentia pressionada pela escola. Em dois meses de tratamento, já formava frases com três palavras e com seis meses de tratamento não tinha mais atraso de linguagem apesar da dificuldade nos fonemas. Os pais estavam satisfeitos com o progresso. Não batia mais nos amiguinhos com a mesma frequência, mas tinha um temperamento muito difícil além de uma hiperatividade (vista na planta da casa). Foi orientado a fazer uma avaliação neuropsicológica. Os pais de Luiz Henrique não conseguiam impor limites, e ele tinha dificuldades para entender e acatar as regras do sistema educacional, o que muito provavelmente prejudicava o seu desenvolvimento. Usei recursos de terapia como genograma (Fig 3-2) e planta da casa e convidava os pais com mais frequência às sessões. A terapia do filho mexeu muito com a mãe e ela acabou procurando um apoio psicológico individual. Na planta da casa, apareceu toda a história do casal que morava com o filho na casa da tia viúva do pai. A mãe tinha uma relação difícil com ela, o que gerava muito conflito.

Zanella (1995) diz "que a linguagem do paciente é construída no cotidiano familiar e que alguns pacientes são os portadores da doença do seu grupo familiar, isto em um sentido bem mais amplo." O tratamento em Luiz Henrique causou mudanças na família, e os pais puderam rever a história de vida deles e entender o que poderia estar atrapalhando o desenvolvimento da linguagem e da comunicação de seu filho. Esta autora "relata também que o conjunto família, como qualquer conjunto, está submetido a um código de sistemas. Dessa forma, não se pode pensar no sujeito como alguém isolado, pois qualquer mudança neste acarreta mudanças no grupo que pertence e vice-versa."

Na planta da casa apresentada na Figura 3-3, pudemos observar no rabisco circular feito pelo paciente, não só agitação, mas a falta de controle dos pais. Mas como precisava encerrar dando uma conotação positiva, devolvi falando do nome da casa que o pai escolheu doce lar, do quarto novo que o filho estava ganhando e do cuidado que a mãe tinha com os dois.

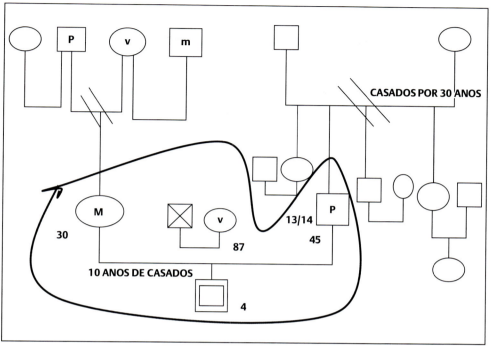

Fig. 3-2. Genograma do Caso LH.

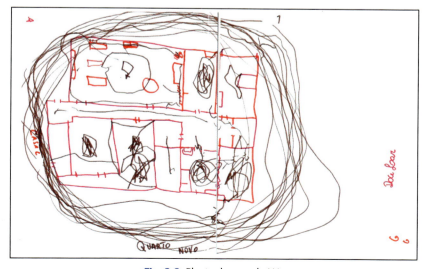

Fig. 3-3. Planta da casa do LH.

Caso 3

Renata, uma menina de dois anos e oito meses com projeção de língua e respiradora bucal, mordida muito aberta, usando chupeta e sem aquisição do fonema /r/ que não me preocupava nesse momento. Os pais relataram que tiveram dificuldade em engravidar e que foi muito esperada e desejada. Era uma criança muito alérgica e fazia quadros de otite de repetição. No primeiro contato comigo, a mãe teve uma crise e gritou para o pai descer e esperar lá embaixo do prédio. E ele obedeceu. Pensei na hora: "vieram na fonoaudióloga certa", pois na mesma hora fui fazendo a leitura de como aquele sistema estava disfuncional. A mãe contou da dificuldade que tinha em ficar com a filha, pois o horário do pai era mais flexível. A filha tinha mais afinidade em fazer as coisas com ele, e ele não deixava ela se aproximar (sic). Na ocasião, ela disse ter vontade de se separar para conseguir ficar mais com a filha. Orientei que esse não era o caminho, pois se ela estava sem tempo, nesse caso ficaria mais difícil a convivência com a filha. Como era final do ano e Renata tinha muitas crises de alergia respiratória, fiz alguns encontros e orientei o tratamento, pedindo que voltassem com três anos. Já com seis meses de tratamento, sem uso de chupeta, com a alergia mais controlada, e mais desenvolvida no tratamento fonoaudiológico, os pais resolveram se separar. Entretanto, a mãe estava trazendo a filha para consulta e guardou essa informação em segredo. A Renata de repente começou a falar tatibitate por semanas. Em geral, o pai por disponibilidade a levava com mais frequência, mas, nesse momento, a mãe passou a levá-la mais as sessões. Imediatamente, eu estranhei sua fala, pois mesmo no início seu único problema era o ceceio e a respiração que me preocupava muito mais. Durante três semanas eu questionava com a mãe se estava acontecendo algo, e a mãe nada dizia. Até que em uma sessão na qual a mãe participou, a história apareceu. A mãe acabou relatando que havia se separado. Expliquei sobre a importância desse relato. Parei a atividade de fonoaudiologia que fazia com elas e as convidei para um trabalho da planta da casa (Fig. 3-4). Nesse trabalho, no qual cada uma foi desenhando pude observar a dinâmica e as mudanças que estavam ocorrendo. Pudemos conversar mais abertamente. Como em um passe de mágica, Renata começou a falar muito bem, deixando de lado o tatibitate. A mãe se surpreendeu e pode ver como o não falar, como o segredo, estava gerando uma insegurança na filha. Na sessão seguinte, convidei o pai para fazer a planta da casa nova dele (Fig. 3-5). Pude observar como a filha repetia o modelo da mãe e como o pai era mais passivo. Tanto na planta da casa com a mãe como com o pai dei uma conotação positiva. Com a mãe, falando da casa das meninas. E com o pai, o interessante foi que Renata pegou nos adesivos do caderno uma boneca com violão e flores e colou pela casa. Esta brincadeira de música era a favorita dela com o pai.

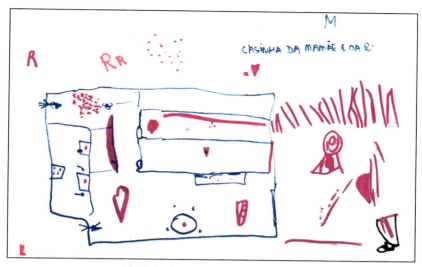

Fig. 3-4. Planta da casa feita com a mãe.

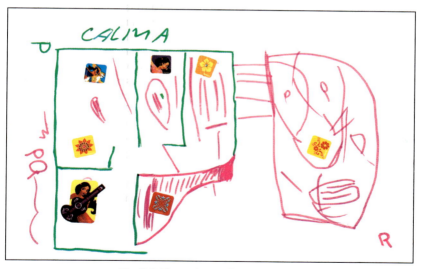

Fig. 3-5. Planta da casa feita com o pai.

CONCLUSÃO

Como vimos nos exemplos e casos clínicos apresentados de crianças com distúrbios da comunicação, o trabalho da fonoaudiologia junto à terapia relacional sistêmica ampliou todo o meu olhar sobre a criança dentro do contexto familiar. Essa é a nossa função como terapeuta sistêmico de ajudar a relação do paciente com a família, facilitando a transformação do sistema. Ao compreender a estrutura familiar na qual as crianças faziam parte, eu procurei me aproximar mais das famílias estreitando mais nossas relações e pude criar vínculos com todos os envolvidos no processo. Conhecer melhor a história de vida de cada criança foi importante para o sucesso da terapia. Os pais ou responsáveis foram convidados a participarem mais das sessões e se comprometeram mais com a terapia, o que foi fundamental. Isto favoreceu a evolução da terapia e, em muitos casos, o tempo do tratamento foi reduzido. A relação de confiança foi construída entre nós, terapeuta, paciente e família, e indicou um ambiente favorável a todos os envolvidos no processo terapêutico e resultou em um bom prognóstico.

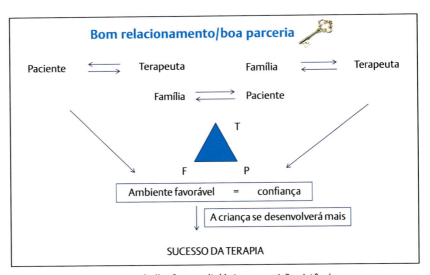

Fig. 3-6. Trabalho fonoaudiológico com visão sistêmica.

REFERÊNCIA BIBLIOGRÁFICA

Andolfi M, Claudio A. *Tempo e mito em psicoterapia familiar*, Porto Alegre, Artes Médicas, 1989.

Bowen M. Family therapy in clinical practice. New York: Jason Aronson ,1978.

Carter B, McGoldrick M, *et al. As mudanças no ciclo de vida familiar: uma estrutura para a terapia familiar.* 2ª ed. Porto Alegre: Artmed, 2001

Franco MLZ. *Família em fonoaudiologia.* Dissertação de mestrado. São Paulo: PUC/SP, 1992.

Groisman M, Lobo M, Cavour R. *Histórias dramáticas:* terapia breve para famílias e terapeutas. Rio de Janeiro: Rosa dos Ventos, 1996.

Minuchin S, Nichols M. *A Cura da Família.* Porto Alegre: Artes Médicas, 1995.

Minuchim S. *Famílias - funcionamento e tratamento.* Porto Alegre, Artes Médicas, 1988.

Passos MC. Fonoaudiologia: recriando seus sentidos. 2º Ed. Ed Plexus, 1996

Winnicott DW. *A família e o desenvolvimento do indivíduo.* Belo Horizonte: Interlivros, 1980.

Winnicott DW. *Os bebês e suas mães.* Martins Fontes, 1994.

Winnicott DW. *O Brincar e a Realidade: Coleção Primavera Psicanalitica.* Editora, 1975.

Zanella, MLGC. *Escutando Marcelo:* sobre a dinâmica da família na produção de um sintoma de linguagem. Dissertação de mestrado. São Paulo: PUC-SP, 1995.

A VOZ DO PRÉ-ADOLESCENTE NA PREPARAÇÃO DA CERIMÔNIA DA MAIORIDADE RELIGIOSA JUDAICA DE BAR & BAT-MITZVÁ

Pérola Kaminietz

BAR E BAT-MITZVÁ: O INÍCIO DA VIDA JUDAICA COMO ADULTOS

É um rito de passagem! É a história de um povo inteiro, se refletindo em uma pessoa. Um manto de milhares de anos, que o fará lembrar de uma escolha, uma identidade, uma família, um povo. Seguindo o curso natural da vida, um menino ou uma menina, nem tão adultos, compartilham uma história por sua própria escolha. A primeira de muitas outras. Uma marca na mente e na alma. O Bar & Bat-Mitzvá dá início à vida judaica adulta de uma pessoa, e, como tal, é um momento que envolve muitas emoções, questionamentos..., e a dúvida de como acompanhar estes jovens neste processo é algo que tanto os pais, como os educadores, estão, constantemente, se perguntando, e, juntos, buscando as respostas.

O Bar/Bat-Mitzvá marca, na vida judaica, o momento em que esses jovens passam a assumir responsabilidades. Qual o significado? Talvez, represente o começo das escolhas o desafio das escolhas. Escolher ser judeu e qual será este judaísmo que se quer viver, bem como qual lugar o judaísmo vai ocupar em suas vidas. Mas, como tudo na vida, não se pode fazer escolhas sem antes conhecer as alternativas. Poder escolher, adquirir mais conhecimentos, ter mais vivências, sentir emoções e refletir juntos, jovens, professores, família, Rabino e a comunidade, podem começar a desenhar este caminho que se manterá e se perpetuará pela sua vida toda. É importante que cada jovem, leve consigo uma experiência grata, um registro feliz que facilite o desenvolvimento de sua identidade. Assim sendo, meninos e meninas têm direitos e deveres perante a religião e perante a vida em geral. Este processo de aprendizado, leva em média um ano de estudo preparatório e acontece em um momento crucial da vida do indivíduo, sua entrada na adolescência. A família é o pilar, o referencial de cada um de nós. A família tem uma grande responsabilidade pela educação dos seus filhos, porque, sem dúvida nenhuma, o Judaísmo começa no lar.

A palavra *Bar* significa filho, a palavra *Bat* significa filha, a palavra *Mitzvah* significa mandamento.

Aproximar os(as) alunos(as) do conteúdo judaico, tradições e vivências dentro de um espaço religioso não é só preparar o(a) jovem para a cerimônia e para a leitura da *Torah* (Fig. 4-1). As aulas e as demais atividades, proporcionam uma oportunidade de construção de uma identidade judaica espiritual, onde o(a) menino(a) e seus familiares, vão alimentando esta raiz, por meio do aprendizado, tornando, assim, o processo de Bar/Bat-Mitzvá muito mais significativo.

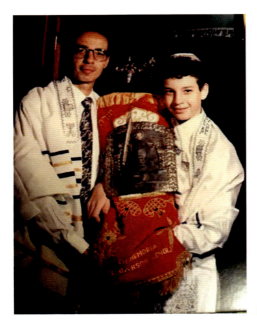

Fig. 4-1. Jovem segurando a *Torah* e seu pai.

O Judaísmo nos mostra, em cada um de seus componentes, sua Sabedoria. O Bar/Bat--Mitzvá, acontece no momento da entrada do jovem na adolescência. É muito importante estarmos cientes desse fato, e oferecer-lhes ferramentas, no sentido de ajudá-los(las) a transpor esta fase, e isto se dá por intermédio da transmissão de valores que lhe serão úteis para o seu crescimento como seres humanos, e como cidadãos. É importante que cada jovem possa descobrir quanto ele pode fazer do seu Judaísmo, uma parte de si, e não um dado a mais em algum momento do ano.

Na preparação para o Bar/Bat-Mitzvá, a criança aprende noções elementares da língua hebraica e da *Torah*, um certo número de rezas, noções da vida judaica em comunidade, conhecimentos elementares da Ética, da Sabedoria, da História, Valores e Tradição Judaicas.

O Bar/Bat-Mitzvá, é uma etapa muito importante na vida dos jovens, mas não um fim. Esta cerimônia representa uma consciência de fé renovada, que se manifesta em níveis mais elevados, a fim de que perceba o sentido real do ensinamento judaico e um novo ponto de partida.

Bar-Mitzvá

Pode ser explicado, como a primeira vez que um jovem judeu é chamado à *Torah* e, a partir de então, começa a ser considerado parte do *Minyan*. *Minyan* é o número mínimo de dez homens, para se iniciar uma *Reza*. A expressão "Bar-Mitzvá" significa "Filho do Mandamento" e é originária do *Talmud*. *Talmud* significa ensinamento – a lei oral.

Torah – Lei de Moisés – é a fonte do Judaísmo. Tem o mais amplo significado de toda a literatura religiosa judaica e de todo o desenvolvimento do pensamento judaico, espiritual e moral. É a fonte educativa das gerações. A *Torah* formou o povo hebreu e serviu de inspiração para toda a humanidade. É uma obra de incontestável valor histórico, fonte da ética e filosofia judaicas.

A idade de treze anos, além de ser a entrada do menino na puberdade, é a citada por Rabi Yehuda Ben Temá no livro *Pirkei Avót* (Ética dos Pais): "Aos treze anos, já está sujeito ao cumprimento do preceito".

Na cerimônia, ao subir na *Bimah* (púlpito) para receber e ler na *Torah* pela primeira vez, o jovem assume perante toda a Sinagoga (pais, familiares e amigos), o compromisso de cumprir as *Mitzvot* (mandamentos divinos) e já é considerado responsável por seus atos em relação à religião (Figs. 4-2 e 4-3). A cerimônia para colocação do *Tefilin*, é realizada em um dia de semana, normalmente às segundas ou quintas-feiras, e, é nessa hora que o jovem é chamado pela primeira vez à *Torah*. A celebração continua no *Shabat* (sábado) seguinte, quando o jovem lê a *Parashah* (capítulo) da semana na *Torah* pela segunda vez.

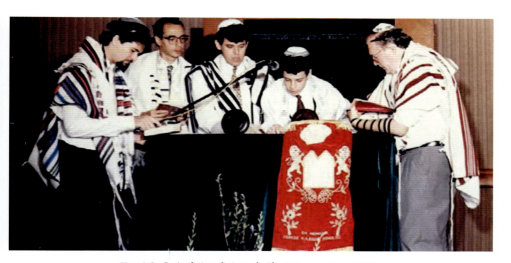

Fig. 4-2. Cerimônia religiosa de Flavio Jarczun Kac, 1995.

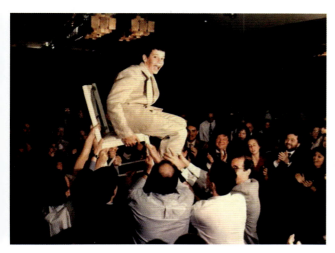

Fig. 4-3. Celebração Social. Faz parte da tradição levantar o Bar-Mitzvá dançando e cantando em torno dele. Expressa a alegria e júbilo da família, amigos e convidados ao homenageado na sua festa de Bar-Mitzvá.

Bat-Mitzvá

O costume da cerimônia de maioridade religiosa para as meninas é recente. Há quem diga que surgiu no ano de 1922. Anteriormente, essa passagem não era celebrada, pois dentro do Judaísmo Ortodoxo, a mulher é liberada dos estudos religiosos.

As diferenças entre as cerimônias começam pela idade: a menina atinge sua maioridade aos doze anos e pode realizar-se em duas ocasiões a saber – no *Shabat* ou na cerimônia de *Havdalah*, que ocorre no final do *Shabat*. Para elas, costuma-se formar grupos de meninas que, juntas, celebram a data, na presença dos pais, familiares e amigos para a leitura das rezas.

Nas Sinagogas Liberais, as mulheres participam do Culto, são consideradas parte do *Minyan* e são chamadas para a leitura da *Torah*, igual aos homens. Para os Rabinos liberais, a meta é transmitir a mensagem que poderia ser resumida, como a de um olhar contemporâneo da Tradição para viver os novos ciclos e novos momentos de renovação da Vida.

FISIOLOGIA DA VOZ

A voz é a identidade do indivíduo. A voz é um som resultante de uma ação neurofisiológica complexa. É produzida quando o ar expiratório passa pelas pregas vocais. A emissão da voz, envolve a habilidade de coordenar elementos físicos, fisiológicos e psicológicos: movimento e pensamento. Identifica a pessoa, quanto a sua idade, sexo, características físicas e de personalidade. Além disso, caracteriza também o seu estado emocional.

Hipócrates, no Séc. V a.C. citou especulações sobre a importância dos pulmões, traqueia, lábios e língua na fonação. Galeno (131 a 201 d.C.) descreveu as cartilagens da laringe, e comparou a fonação com o som da flauta. Resumidamente, pode-se dizer que a voz é produzida pela pressão de ar vinda dos pulmões, que faz vibrar as pregas vocais aduzidas, provocando um som que é articulado e modificado na boca e amplificado nas cavidades de ressonância. Essa vibração surge pela possibilidade que o homem tem de unir as pregas vocais durante a expiração, produzindo uma série de aberturas/fechamentos, que geram variação de pressão no interior do fluxo de ar. Esta vibração das pregas vocais, depende de um fator fisiológico que lhe é associado – a mobilidade – e de uma componente psicológica – o sistema nervoso autônomo. A componente psicológica é detentora de pelo menos 2/3 da responsabilidade no funcionamento das pregas vocais. Tais conhecimentos, podem auxiliar significativamente do ponto de vista da técnica vocal. São vários os fatores que concorrem para uma fonação eficaz. Para além de uma laringe muscularmente versátil, espaço temporomandibular amplo, boa mobilidade do palato mole, boa ventilação pulmonar, bom controle respiratório, boa coordenação fonorrespiratória e boa adaptação física às diversas frequências exigidas. A prega vocal é constituída por elementos que lhe conferem uma estrutura dupla: um corpo formado pelo músculo vocal e uma cobertura que é a mucosa da prega vocal, formada pelo epitélio e pela camada superficial da lâmina própria (espaço de Reinke). Uma das condições essenciais para a produção confortável da voz é a grande mobilidade da mucosa da prega vocal. A fina camada superficial da mucosa é de importância crucial na vibração da prega vocal. O revestimento mucoso das pregas vocais está sujeito a inúmeras patologias, influenciando diretamente na qualidade vocal. A produção vocal depende de três sistemas que trabalham simultaneamente: sistema respiratório, sistema fonador e sistema ressonador. No comando, está o sistema nervoso. De acordo com Behlau (2004), a voz é uma das ferramentas primárias e mais imediata que o ser humano dispõe para interagir com a sociedade. Do ponto de vista fisiológico, a voz é produzida por um conjunto de órgãos e músculos. As pregas vocais são duas faixas de tecido elástico localizadas lado a lado na laringe, um pouco acima da traqueia.

A VOZ DO PRÉ-ADOLESCENTE NA PREPARAÇÃO DA CERIMÔNIA DA MAIORIDADE RELIGIOSA... **57**

Quando permanecemos em silêncio, as pregas vocais mantêm-se afastadas, criando uma via através da qual se respira. Quando se emite som, o ar que sai dos pulmões é forçado através das pregas vocais, fazendo com que elas vibrem. Ao vibrarem, o som é emitido. A produção da voz está relacionada a fatores biológicos e genéticos, mas também culturais e psicossociais. A personalidade, o estado emocional e a forma de expressar as emoções também diferenciam a voz. Segundo Goulart & Cooper (2002), as pregas vocais produzem diferentes sons em relação ao seu tamanho. Quanto menores as pregas vocais, mais agudo o som, e, quanto maiores, mais grave o som emitido. As cordas vocais em mulheres tendem a ser menores do que as dos homens; sendo assim, as mulheres tendem a ter uma voz mais aguda. De maneira geral, pode-se dizer que a produção do som é consequência da força muscular das pregas vocais e da força do ar que sai do pulmão. Se houver desequilíbrio nessa relação, pode haver variação no timbre e no volume.

AS MUDANÇAS NA VOZ DE MENINOS E MENINAS

Adolescência é um momento da vida em que muitas mudanças acontecem. E com a voz não é diferente. É uma etapa de crescimento e desenvolvimento marcada por grandes transformações físicas, emocionais e sociais. Além das visíveis mudanças no corpo dos meninos e das meninas, há também mudanças internas perceptíveis, como a voz, que na infância não apresentava características distintas entre meninos e meninas e, agora, passa por mudanças facilmente ouvidas, até chegar ao tom (agudo – médio – grave) que permanecerá por toda a vida, mais grave nos homens e mais agudos nas mulheres. A laringe das crianças tem anatomia semelhante nos meninos e nas meninas. Na puberdade, a laringe dos meninos passa por um breve crescimento, graças à ação do hormônio testosterona, provocando os ajustes da musculatura laríngea até sua completa adaptação, com pregas vocais mais longas e espessas, que passarão a vibrar de forma mais lenta e vagarosa, gerando uma voz mais grave. Esse período de adaptação, conhecido como "**muda vocal**" é identificado quando o menino apresenta uma variação extrema entre grave e agudo na voz, como um instrumento musical desafinado. Então, quando ambos passam da fase da infância para a adolescência, a laringe dos meninos cresce mais que das meninas. A caixa de ressonância cresce e o timbre da voz vai se tornar diferente. Nas meninas, por apresentarem um crescimento laríngeo menos evidente, a mudança vocal é mais discreta, isto é, a menina também tem uma transição vocal, mas como já é uma região aguda, não se percebe tanto. Porém, nos meninos, fica completamente instável, quebra a voz, fica mais afalsetada, mais soprosa, os meninos "sofrem" um pouco mais, principalmente, aqueles que cantam. Os meninos perdem a facilidade para os agudos e, é preciso ter paciência, sem exageros no volume, na potência da sua voz, justamente para fazer a musculatura e o corpo se adaptar aos poucos, da melhor maneira possível à essa transição que vai passar, e o adolescente deverá se adaptar à sua nova realidade. Reforçando o que afirmei anteriormente, afeta mais as vozes masculinas. A voz vai mudar até se estabilizar. Geralmente, a muda vocal ocorre entre os 13 e 15 anos nos meninos, e um pouco mais cedo nas meninas, entre 12 e 14 anos, e tem duração média de 6 (seis) meses.

As alterações vocais relacionadas à muda vocal podem extrapolar estes limites de duração e características vocais observadas. Há mudas vocais que ocorrem antes da puberdade, e as que se prolongam após o período de maior mudança corporal. Há também casos em que a muda vocal ocorre de forma incompleta, levando a uma mudança vocal insatisfatória, pois apesar de mais grossa, pode ainda não combinar com o tipo físico do menino. Nesses casos, o tratamento mais indicado é a reabilitação vocal. O(A) fonoaudiólogo(a) poderá auxiliar nos

58   CAPÍTULO 4

ajustes necessários à voz, por meio de exercícios e massagens que ajudarão o posicionamento da laringe e, consequentemente, do funcionamento da musculatura laríngea, tendo como resultado uma voz agradável e em harmonia com a personalidade e tipo físico da pessoa.

CONSIDERAÇÕES SOBRE A VOZ

Os aspectos afetivos, os aspectos emocionais, o clima em que o(a) menino(a) está e sua motivação, seu relacionamento, sua concepção da vida e do mundo – tudo tem a maior relevância. Em 1995, Perrota, Märtz e Mansini referem a importância da associação da voz com a fala, voz na forma de palavra. Transformar o som em palavras, exigiu do homem em sua história, a adaptação e o refinamento de movimentos que possibilitassem a distinção mais sutil dos sons e seu encadeamento significativos em enunciados. A transformação da voz em palavras é, pois, a história do homem em seu esforço orgânico, inclusive, por criar realidades que correspondam às suas necessidades de compreensão na vida, no relacionamento em sociedade, no mundo.

Considerando o uso da fala e da voz contextualizadas na situação específica abordada, o julgamento ou a percepção do fonoaudiólogo abrange os aspectos dos recursos orais e/ou corporais, na expressão como a qualidade de voz e pausas, descolados do conteúdo do discurso. As emoções e atitudes em situação de manifestação quando o orador está em exposição ao público como nesse caso, em que o(a) orador(a) desempenha o papel de protagonista, tanto na Sinagoga, quanto na celebração festiva, onde todos os olhares estão voltados única e exclusivamente para ele ou para ela. A voz como manifestação da linguagem, e sua variabilidade como elemento da expressão da comunicação como um todo, o corpo e a voz conjuntamente com a fala como premissa, a compreensão da voz do adolescente e todas as variáveis que possam interferir em sua qualidade. Comportamento vocal, subjetividade, estado emocional são componentes que contribuem favoravelmente ou não, nesse momento.

Para que a produção vocal ocorra, é necessário uma sincronia anatômica e fisiológica, envolvendo impulsos nervosos, respiração, movimentação de músculos e cartilagens. Além disso, todo este processo é capaz de ser submetido a variações constantes, e o mesmo indivíduo muda a voz de acordo com o seu estado emocional (tristeza, raiva, alegria, medo...) ou de acordo com as regras sociais, adaptando-se a cada situação. Poderíamos dizer, então, que a voz é um instrumento de comunicação extremamente versátil e que aprendemos a utilizar este instrumento ao longo de toda a nossa vida. A voz nos permite falar, chorar, cantar, gritar, rir, representar, socializar, comunicar e tantas outras possibilidades. A voz, som responsável pela mensagem oral, no conjunto de suas qualidades, compõe o comportamento vocal e sua psicodinâmica durante a emissão da linguagem oral humana.

O ser humano é detentor do instrumento da linguagem, que impulsiona a troca de informações, a evolução do ser social, que preserva a cultura e faz do homem um animal racional diferenciado. A linguagem humana pode ser oral, escrita, gestual e simbolizada por inúmeras formas de comunicação como musical, artística, corporal entre outras. A linguagem oral é usada em larga escala entre os seres humanos, é diferenciada entre os povos, e envolve compreensão e emissão de uma mensagem. A voz é parte dessa linguagem oral, em sua vertente de emissão oral, e, junto com suas qualidades, com as palavras a serem articuladas em frases carregadas de significado semântico, é um elemento fundamental de transmissão da mensagem oral do ser humano. Então, a voz é um componente da linguagem oral. Compreendemos a linguagem oral em dois grandes campos: a compreensão e a emissão. No campo da emissão, temos a voz junto com os processos articulatórios dos fonemas em palavras e frases sintaticamente organizadas, levando à transmissão do

A VOZ DO PRÉ-ADOLESCENTE NA PREPARAÇÃO DA CERIMÔNIA DA MAIORIDADE RELIGIOSA... 59

significado da nossa mensagem. É evidente que essa emissão precisa ser clara, para que o processo da compreensão seja efetivado. Uma emissão oral clara envolve voz emitida sem esforço, padrões articulatórios sintáticos e semânticos corretos e adequados para o meio sociocultural, projeção da voz no ambiente, ritmo e entonação adequados. Caso ocorram disfunções vocais, articulatórias, de estruturação sintática, de ritmo ou entonação, a emissão ficará prejudicada. A voz faz parte da transmissão da linguagem oral, é com certeza um dos seus principais veículos, e pode interferir drasticamente na compreensão, caso esteja muito prejudicada ou com psicodinâmica inadequada.

"Voz do ponto de vista físico é o som que é produzido pela vibração das pregas vocais à passagem do ar através da laringe e modificada pelas cavidades situadas abaixo e acima dela, ditas cavidades de ressonância. A voz existe como uma das diversas formas de comunicação do indivíduo com o meio exterior, particularmente com seus semelhantes". Segundo Behlau & Pontes, existem dois polos de ligação, entre os sujeitos envolvidos na comunicação oral: a função auditiva e a função fonatória. A função auditiva é essencialmente sensorial, e a fonatória, fundamentalmente uma atividade muscular. Na fonação, deve haver uma interação indivisível, na utilização dos músculos envolvidos, além de integridade de todos os tecidos do aparelho fonador. Com essa harmonia ocorre, segundo os mesmos autores, "um som dito de boa qualidade para os ouvintes e emitido sem dificuldade ou desconforto para o falante". Esse som se modifica de acordo com o contexto da comunicação.

Ferreira et al. (1999) enfoca a voz como o resultado de fatores orgânicos, psicológicos e sociais. Afirma que cada um de nós desempenha na rotina diária uma série de papéis sociais. "A entonação, a ênfase, a intensidade, a altura, a ressonância, a qualidade da voz, podem-se modificar, atendendo melhor às condições da relação com o interlocutor". Esse conjunto de características vocais referido pela autora é o que chamamos em nosso trabalho de comportamento vocal.

Pinho (2004), ainda destaca a atuação estética na área de voz, comentando a possibilidade de manipulação dos aspectos vocais na caracterização de personagens e na criação de recursos vocais, como no caso de atores, dubladores e cantores.

A voz faz parte do indivíduo e não pode ser dissociada de seu mundo, é elemento fundamental da comunicação e surge associada a todas as influências do contexto. Chamaremos de comportamento, a emissão vocal definida pela voz, com todas as qualidades acústicas, sensoriais e posturais a ela associadas. Nossa abordagem é focada na voz no sentido acústico da transmissão da mensagem, a voz que é produzida na laringe, que, articulada e ressonada na cavidade oral, produz uma reação nos ouvidos dos interlocutores, sendo captada e decodificada em símbolos de uma linguagem oral, conseguindo, assim, efetivar a mensagem do ser falante. Voz que emana de um ser envolvido com o seu ambiente, com seu contexto. Voz como elemento de inter-relação que pode modificar o contexto, como pode e, certamente, recebe interferências desse contexto. Aqui nos deparamos com a psicodinâmica vocal. A psicodinâmica vocal é definida por Behlau & Pontes (1990), como as informações que a qualidade vocal contém e os efeitos da voz produzida pelo falante sobre o ouvinte. São informações que fornecem pistas sobre o falante, seu modo de ser, sua saúde geral e, sobretudo, sobre sua intenção no momento da transmissão da mensagem. Podemos dizer que o impacto causado pela voz no ouvinte reflete a intenção do falante, sua personalidade e até sua emoção. A voz, o comportamento vocal, embora parte inerente do indivíduo, um retrato de sua personalidade, única e, por isso mesmo, elemento de identificação de cada ser, pode ser trabalhada. Trabalhar a voz não significa transformá-la, mas significa, sobretudo, compreender que estamos diante de um mecanismo orgânico que tem seu melhor desempenho quando em equilíbrio. Buscar esse equilíbrio é trabalhar a voz. Uma emissão vocal equilibrada permite ao falante, usar sua voz com a melhor *performance* e com menor esforço, possibilitando-lhe variar os componentes da psicodinâmica vocal de acordo com o contexto do momento, facilitando a interação do falante com o ouvinte. A avaliação dessa psicodinâmica depende de alguns parâmetros que têm relação com a impressão do ouvinte, a saber: ressonância da voz, frequência, intensidade, articulação, velocidade, ritmo, respiração e extensão vocal.

De acordo com esses autores, devemos entender como *ressonância*, a moldagem e a projeção do som no espaço. A **frequência** é a sensação psicofísica do som ser mais grave ou mais agudo. Já a **intensidade** é um parâmetro físico ligado à pressão de ar debaixo das pregas vocais, relacionada com a resistência que estas fazem à passagem da coluna de ar, é o falar alto ou forte, e o falar baixo ou fraco. Quando falamos em **articulação**, estamos nos referindo ao processo de ajustes motores dos órgãos fonoarticulatórios para produzir os sons da língua vigente, e encadeá-los na fala. O **ritmo** e a **velocidade** são dois parâmetros conectados à articulação e representam mecanismos de controle neural, é o falar encadeado fluentemente e é o falar rápido ou lento. O **ritmo** traduz a habilidade de fazer fluir o pensamento em palavras, a **velocidade** da fala é o número de palavras que falamos por minuto. Quando focamos na **respiração**, consideramos a inspiração (entrada do ar), e, a expiração (saída do ar); durante a fonação, há necessidade de coordenação entre as duas. Como **extensão vocal**, entendemos uma faixa que vai do som mais grave até o mais agudo, que o indivíduo consegue produzir; é a faixa de variação possível da voz cantada e da voz falada.

VOZ NA CERIMÔNIA

A leitura do texto implica na aplicação das devidas regras gramaticais de pontuação, caracterizando a oralização com pausas (vírgulas, ponto final), exclamações, interrogações, dando ênfase às sílabas tônicas (em palavras oxítonas, paroxítonas, etc.) variando a entonação para denotar início, meio e fim de cada parágrafo, dando, enfim, sentido às palavras lidas. É incontestável o fato de que a expressividade está relacionada às emoções e atitudes do falante. O modo pelo qual gesticulamos, ou seja, a expressão que damos ao que queremos dizer refletirá a nossa atitude diante do assunto em questão e, inevitavelmente, estaremos expressando as nossas emoções. Além disso, não há dúvidas de que os espaços de comunicação, as palavras e a forma como estas são ditas orientam as interações e permitem a apropriação dos significados.

A comunicação verbal é constituída de parâmetros sonoros audíveis, percebidos pelo ouvinte em decorrência do movimento coordenado de órgãos fonoarticulatórios e, do ponto de vista estritamente motor, depende da atividade coordenada das pregas vocais, laringe, faringe, mandíbula, lábios e língua. A comunicação verbal é, portanto, a comunicação que se utiliza de palavras para se efetivar, distinguindo o homem das demais espécies.

Já a comunicação não verbal, envolve todas as manifestações comportamentais não expressas por palavras, como gestos, expressões faciais, orientações do corpo, postura corporal, aparência física, relação de distância entre os indivíduos e organização do corpo no espaço.

Sabe-se que uma comunicação eficaz deve contar com o bom desempenho e equilíbrio dos aspectos verbais e não verbais. Carrasco (2001), define-a como um jogo harmonioso de movimentos corporais, expressões faciais, gestos, olhares, entonação vocal, conhecimento, relacionamento interpessoal e apresentação pessoal. Os dois aspectos, verbal e não verbal, formam um todo que não pode ser dissociado ao considerarmos os processos de comunicação. Estienne (2004), afirma que recursos de expressividade *"podem ser encarados como meios que liberam emoção"*. A expressão facial é considerada por Kyrillos et al (2003) como o principal meio de transmissão de informações não verbais, por apresentar grande potencial comunicativo, além de revelar estados emocionais. Destacaremos diferentes parâmetros com relação à expressividade verbal que trabalhamos para a cerimônia religiosa e social, de acordo com a classificação de Behlau & Pontes (1995).

- *Pitch:* refere-se à sensação psicofísica da altura da voz, levando em conta a variação entre sons graves e agudos. (Frequência fundamental: é a medida física do número de vibrações das pregas vocais por segundo; é expressa em Hertz (ciclos por segundo-Hz).
- *Loudness:* trata-se da intensidade vocal, que julga a voz do indivíduo como forte ou fraca.
- *Entonação:* se traduz na melodia, ou em um padrão que abrange inflexões e pausas; é a variação da frequência fundamental que produz a modulação da voz.
- *Articulação da fala:* diz respeito ao processo de adequações motoras dos órgãos fonoarticulatórios na produção e formação dos sons.
- *Velocidade de fala:* diz respeito à agilidade de encadear os diferentes ajustes motores à fala, devendo ser adequada ao contexto e à situação do discurso.
- Fluência: descreve o fluxo da fala, resultado de uma complexa programação neuronal e é definida pela duração do tempo existente entre as sílabas de uma palavra, de uma frase e pela suavidade nessa produção.
- *Pausas:* que são vistas como um mecanismo importante do ritmo da comunicação entre as pessoas, pois nos permite dar uma ênfase natural à determinada parte do discurso que queremos evidenciar.

CONSIDERAÇÕES FINAIS

Trabalhamos a expressividade do(a) menino(a) indissociando corpo e voz. A emissão vocal é considerada um prolongamento da energia corporal e do sistema sensorial (método Benttenmuller), assim possibilitando benefícios à qualidade vocal. O uso de sons linguísticos surdos na prática fonoaudiológica, prepara a musculatura fonatória para a produção da voz, permitindo uma emissão mais confortável e eficiente, privilegiando o ritmo e a coordenação fonorrespiratória, projetando o som para várias direções do espaço. Consideramos o uso da voz e da fala como apoio para essa finalidade nesse contexto absolutamente específico e particular.

A fala espontânea, a leitura oral e as canções (orações cantadas), foram nosso objeto de estudo. Exploramos e focamos, nas áreas de expressividade, organização dos recursos orais, e/ou corporais na expressão, qualidades da voz e as pausas. As emoções e atitudes do(a) orador(a) em exposição ao público, foram estudadas no correlacionamento da voz, do corpo e do tipo de personalidade **extrovertido** e **introvertido**. As intervenções fonoaudiológicas aconteceram em vários momentos, durante o treinamento vocal pré-apresentação oficial.

Nossa proposta de assessoria se baseou em considerar a subjetividade do(a) menino(a), o seu estado emocional, seu grau de interesse, cooperação e comprometimento. Pensamos a voz como manifestação da linguagem e sua variabilidade, no contexto de uso como elemento da expressão da comunicação, o corpo e a voz conjuntamente com a fala.

BIBLIOGRAFIA

Barbosa RA. *Emoção:* efeitos sobre a fala na situação em público. Dissertação de mestrado. São Paulo: PUC/SP, 2005.

Baxter M. *The Rock-n-Roll Singer's Survival Manual.* Wisconsin: Hal Leonard Publishing Corporation, 1990.

Behlau M, Azevedo R, Pontes P. *Conceito da voz normal e classificação das disfonias*. In: Behlau M (Org.). *Voz*: O livro do especialista. v.1. Rio de Janeiro: Revinter, 2004. p.53-84.

Behlau M, Gasparini G. *A voz do especialista*. Vol. III. Rio de Janeiro: Revinter, 2006.

Behlau M, Pontes P. *Avaliação global da voz*. 2ª ed. São Paulo: EPPM, 1992. 66 p

Behlau M., Pontes P. Disfonias funcionais - conceitos atuais. In: Lopes OF, Campos CAH. *Tratado de Otorrinolaringologia*. São Paulo: Roca, 1994. cap. 3, p.1014-26.

Behlau M, Pontes P. *Princípios de reabilitação vocal nas disfonias*. 2ª ed. Ampliada. São Paulo: EPPM, 1990. 64 p.

Behlau M. *Voz: O livro do especialista*. Rio de Janeiro: Revinter, 2001. Vol. 1.

Behlau M. *Voz: O livro do especialista*. Rio de Janeiro: Revinter, 2005. Vol. 2.

Beuttenmuller MG. *O despertar da comunicação vocal*. Rio de Janeiro: Enelivros, 1995.

Boone Dr, McFarlane S. *A voz e a terapia vocal*. Porto Alegre: Artes Médicas, 1994.

Bourscheid CC. *Cantores que atuam/atores que cantam:* barreiras, desafios e aprendizagens na prática artística interdisciplinar. Trabalho de conclusão de especialização. Porto Alegre: UFRGS, 2011.

Bloch P. *Sua voz e sua fala – 44 artigos de divulgação*. Rio de Janeiro: Bloch Editores, 1979.

Cancian P, Campiotto Ar. *A voz cantada na muda vocal*. Barueri: Pró-Fono Revista de Atualização Científica, 1995.

Carrasco MCO. *Fonoaudiologia Empresarial*. São Paulo: Editora Lovise, 2001.

Carvalho M. *Relações entre voz, corpo e tipos psicológicos descritos* por Yung. Trabalho de conclusão de curso. São Paulo: PUC/SP, 2006.

Estienne F. *Voz falada, voz cantada* - Avaliação e terapia. Rio de Janeiro: Revinter, 2004.

Ferreira LP, Algodoal MJ, Andrada e Silva MA. *A avaliação da voz na visão (e no ouvido) do fonoaudiólogo: saber o que se procura para entender o que se acha*. In: Marchesan IQ, Zorzi, JL, Gomes ICD. *Tópicos em Fonoaudiologia*. São Paulo: Editora Lovise, 1998. v.4, p. 393-413.

Freitas Mcr, Alexandre Aa, Silva Egf, *et al. Uso e conscientização vocal no âmbito da política*. In: XIV Congresso Brasileiro de Fonoaudiologia. Salvador, 2006. Revista da Sociedade Brasileira de Fonoaudiologia. Suplemento Especial. Bahia: SBFa: 2006.

Gayotto LH da C. *Dinâmicas de Movimento da Voz*. Revista Distúrbios da Comunicação. 2006; v. 17, n. 3: 41-9.

Goulart D, Cooper M. *Por todo o canto*. Vol 1 São Paulo: G4, 2002.

Guberfain JC . *Voz em cena*. Rio de Janeiro: Revinter, 2005.

Guberfain JC. *A voz e a poesia no espaço cênico:* uma leitura do método-espaço-direcional-Beutenmüller. Rio de Janeiro: Synergia, 2012.

Heather E, Gunter Sm. *Mechanical Stress Levels in Vocal Fold Tissue as Predictors of Tissue Injury.* to be presented at the International Conference on Voice Physiology and Biomechanics, Denver, CO, September 17-19, 2002. Disponível em: http://biorobotics.harvard.edu/pubs/ICVPB.pdf.

Kyrillos LR, Cotes C, Feijó. D. *Voz e corpo na TV*: a fonoaudiologia a serviço da comunicação. São Paulo: Globo, 2003.

Mauleon C. *Estado del arte en la voz cantada*. 1er Encontro Latino Americano em Education Musical. ISME, International Society for Music Education. Bahia: S Furnó, 1995.

Pinheiro LS. *Vozes Femininas na Política:* uma análise sobre mulheres parlamentares no pós-constituinte. Brasília: Secretaria Especial de Política para Mulheres, 2007.

Perrota CM, Mansini L, Märtz L. *Histórias de contar e escrever: a linguagem no cotidiano*. São Paulo: Editora Summus, 1995.

Pinho SMR. *Fisiologia da Fonação*. In: Ferreira LP, Befi-Lopes DM, Limongi SCO (orgs.). Tratado de Fonoaudiologia. São Paulo: Roca, 2004. p.3.

Santos DS. *Julgamento da expressividade em contexto de debate televisivo*. Dissertação de mestrado. São Paulo: PUC/SP, 2006.

Stefanelli, M.C. *Comunicação com o paciente. Teoria de ensino*. São Paulo: Robe, 1993.

Vasconcelos E. *Expressividade vocal e gestual de policiais militares negociadores*. Trabalho de conclusão de curso. Bahia: Universidade Estadual da Bahia, 2006.

PREPARAÇÃO VOCAL NAS ARTES CÊNICAS

CAPÍTULO 5

Maryse Malta Müller

INTRODUÇÃO

O teatro foi formalizado pelos gregos no século IV a.C, havendo controvérsias porque há registros de apresentações na China, no Egito e no Oriente Médio.

Dos rituais religiosos primitivos evolui para espaços mais organizados, ganhando novas formas de palco, e, no Império Romano, se firma propriamente dito como teatro da forma que nós o conhecemos.

O teatro foi trazido ao Brasil pelos padres jesuítas quando o Brasil se tornou Colônia de Portugal, como forma de evangelização dos índios, sempre aliado aos rituais religiosos, danças e épocas festivas.

Mais tarde, com a vinda dos portugueses, peças foram apresentadas durante a aclamação de D. João IV, formalizando o teatro no Rio de Janeiro. Os personagens dessa época eram santos, demônios e imperadores, e os atores eram índios domesticados, futuros padres, brancos e mamelucos, todos amadores e as peças eram encenadas nas igrejas, praças e colégios.

O destaque dessa época é o Padre José de Anchieta, em 1567, (Fig. 5-1) com o Auto de Pregação Universal. Outros estilos teatrais foram utilizados como presépios, festas folclóricas e os pastorais.

Banido durante a Idade Média, é na Inglaterra do século XVII, com William Shakespeare (1564-1616), grande escritor, poeta, dramaturgo e ator, que o teatro é redescoberto. Através de suas peças, os gêneros da tragédia e da comédia são trazidos pela ótica do autor e tornam-se atemporais, com tramas que nos encantam até hoje, emocionando-nos, fazendo-nos questionar a condição humana, amor e ódio, vida e morte, poder e abandono, alegria e tristeza. Escreveu mais de 38 peças teatrais; citamos algumas mais conhecidas: *Hamlet, Romeu e Julieta, A tempestade, O mercador de Veneza, MacBeth, Rei Lear, A megera domada, Comédia dos erros* e outras peças.

No século XVII, no Brasil, as representações religiosas começaram a ficar escassas e, nessa época, destacamos Manuel de Oliveira (Bahia 1636-1711), o primeiro poeta brasileiro a ter obras publicadas.

Os escritores brasileiros que mais se destacaram no começo da vida teatral no Brasil foram: Martins Pena, Arthur de Azevedo, João Caetano e Machado de Assis, escrevendo peças teatrais e romances que foram adaptados, mais tarde, ao teatro.

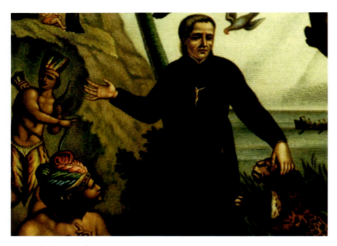

Fig. 5-1. Padre José de Anchieta.

Martins Pena (1815-1848), dramaturgo brasileiro introdutor da comédia de costumes no Brasil, faz parte de um dos principais autores do Romantismo no país.

Arthur Azevedo nasceu em São Luís do Maranhão em 7 de julho de 1855 e, junto com o irmão Aluísio, foi um dos fundadores da ABL, na qual criou a cadeira número 29, que tem como patrono Martins Pena. Foi jornalista, poeta, contista e teatrólogo. Entre seus companheiros figuraram Olavo Bilac e Coelho Neto. Lutou durante três décadas pela construção do Teatro Municipal. Suas peças mais importantes são, entre outras: *A Capital, O mambembe, Asas de um anjo, A mais forte*.

João Caetano nasceu em Itaboraí, Rio de Janeiro em 27 de janeiro de 1806. Foi o primeiro teórico da arte dramática no país e, em 1831, fundou a Companhia Teatral Nacional João Caetano.

Machado de Assis nasceu em 21 de junho de 1839 no Rio de Janeiro. Menino pobre, filho de operário mestiço, marcou história na literatura brasileira. Precisou trabalhar, na infância, como vendedor de doces para sua sobrevivência quando morou em São Cristóvão. Aos 16 anos, publicou sua primeira obra literária na Revista Fluminense e, aos 19, tornou-se colaborador e revisor do Jornal Marmota Fluminense, conhecendo José de Alencar, Gonçalves Dias e Manuel Antônio de Almeida. Durante as comemorações do tricentenário de Luís de Camões, apresenta, em 1860, a peça teatral *Hoje avental, amanhã luva*; em 1866, *Os Deuses de casaca*; em 1880, *Tu só tu, puro amor*; e, em 1906, *Lição de Botânica* entre outras peças que não obtiveram o mesmo sucesso que seus livros.

Várias são as formas da apresentação das artes cênicas (Kyrillos e Feijó, 2005): teatro, televisão, cinema e rádio, onde cada uma evidencia forma de expressão vocal e de tipos de interpretação. No teatro, variam os tipos de palcos, de plateias, de lugares abertos ou fechados. Na televisão e no cinema, a intensidade da voz, as posturas corporais e fisionômicas requerem trabalhos específicos.

Na TV e no cinema, trabalha-se um uso mais contido da voz e do corpo; no telejornalismo, a voz deve ser estável, bem colocada e transmitir a notícia com credibilidade.

O teatro requer trabalho entre o fonoaudiólogo, o ator e o diretor da peça para obter a melhor voz do ator nas cenas iniciais até a finalização da peça (Gukerfain, 2004). É necessário que o ator tenha conhecimento do processo vocal básico para poder desenvolver

PREPARAÇÃO VOCAL NAS ARTES CÊNICAS

seu potencial vocal adequadamente, estruturando seu esquema corporal vocal, criando a consciência do espaço e do ambiente do palco.

O fonoaudiólogo, na abordagem teatral, preocupa-se sempre em manter a saúde vocal do ator, procura facilitar a emissão correta na orientação e no direcionamento da voz e do foco de ressonância, na correção de possíveis patologias instaladas, no aquecimento e no desaquecimento vocal (Behlau, 2005), na fonética com treino e aquisição de diferentes sotaques, suavização, ou na instalação desses sotaques se necessário, na articulação correta dos fonemas para clareza das palavras. A voz, no teatro, necessita de maior intensidade vocal, expressões faciais e posturas corporais adequadas ao personagem.

À medida que os meios de comunicação foram se globalizando e a TV se expandindo pelo país, pronúncias regionais passaram a ser aceitas como forma de determinar o caráter social, cultural e de credibilidade do personagem (Kyrillos e Feijó, 2005).

Rio de Janeiro e São Paulo têm sotaques característicos, mas é sempre bom lembrar a necessidade de suavizar esse regionalismo dos atores.

Daniel de Oliveira, por exemplo, quando viveu o personagem Cazuza no filme produzido pela Globo Filmes, se utilizou do trabalho fonoaudiológico para compor o personagem.

O ator, que morava em Minas Gerais, tinha seu regionalismo muito acentuado, com ritmo de fala alongado, características mineiras.

A diretora do filme, Sandra Werneck, alugou um apartamento para o ator no Leblon onde Cazuza morou, além de participar de encontros com os amigos do personagem. Tínhamos a necessidade de alterar o ritmo de fala e cortar o maneirismo mineiro, além de acrescentar a projeção de língua (sigmatismo), característica do Cazuza. O ator foi aconselhado a escutar as projeções de filmes, músicas, shows e entrevistas do Cazuza para melhor desempenhar seu personagem.

Fizemos sessões semanais durante 3 meses, nos quais exercitamos o defeito, explicando ao ator os movimentos de língua durante a fala para fazer o som adequado ao defeito. Ao mesmo tempo, desenvolvemos a escuta (Tomatis, 1992), pois foi por meio das sensações percebidas que ele conseguiu colocar controladamente o sigmatismo do personagem, bem como o treinamento do canto para se aproximar do timbre da voz do personagem[i]. Usamos também leitura dos poemas escritos pelo personagem, colocando sempre o ator de acordo com o momento histórico vivido nessa época. Trabalhamos bastante a necessidade do aquecimento e desaquecimento vocal através de vibração de lábios e de língua. Foi ensinado ao ator a ressonância adequada, o falar do Rio de Janeiro, explicando--lhe o processo vocal básico, mostrando a diferença entre sonorização e emissão, ficando clara a importância das caixas de ressonância, valorizamos o trabalho da respiração, no abastecimento e reabastecimento respiratório, na altura tonal e a intensidade vocal para obter qualidade vocal, não esquecendo o impulso, direção que leva o ar expiratório na glote produzindo som e dirigindo-se para as cavidades supraglóticas.

A qualidade da voz vai depender das condições da energia desse impulso de emissão e de seu foco nas cavidades supraglóticas; essa relação entre o impulso de emitir e o foco supraglótico da emissão é que Edmée Brandi (1992) denomina Directividade Interna do Sopro. O ator emagreceu bastante e ficou com o aspecto físico (Kyrillos e Feijó, 2005) do personagem durante a gravação e, pelo seu talento, técnica e emoção, apresentou *performance* perfeita (Fig. 5-2). Houve uma integração muito grande entre o ator e o personagem, pois, durante a estreia do filme, na qual o ator estava na tela cantando e, ao mesmo tempo, aparecia na mesma cena o personagem, o pai do Cazuza não sabia quem era o ator ou o seu filho, mas a mãe nunca confundiu.

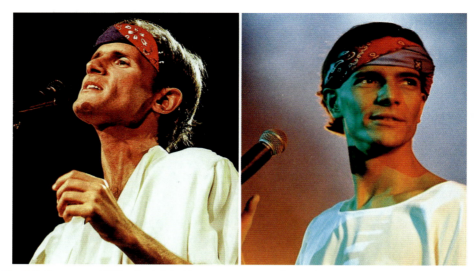

Fig. 5-2. Cazuza em 1985, e Daniel de Oliveira o interpretando no filme "Cazuza – O Tempo Não Para".

O mais difícil nesse trabalho foi tirar os alongamentos característicos do falar mineiro e colocar o ritmo e a velocidade do carioca, bem como certas expressões bastante mineiras.

Chamamos a atenção do ator na questão da alimentação (Behlau, 2001), evitando alimentos que dificultassem a digestão, pois estômago cheio interfere no suporte diafragmático, na hidratação, porque a mucosa seca não vibra; o ideal são 2 litros de água por dia; alimentos que alteram a viscosidade da secreção da mucosa como leite, chocolate, café impedem uma boa fonação. Foi preciso solicitar ao ator que evitasse abuso vocal; necessitamos de uma média de 8 horas de sono por noite principalmente se tivermos que usar a voz de forma intensa no dia seguinte. Foi sugerido que não usasse cigarro, drogas e maconha que irritam a mucosa das pregas vocais; aspiração de cocaína pode lesionar a mucosa da região do trato vocal e do septo nasal, dificultando a fonação. Bebidas alcoólicas alteram o controle da voz, provocando problemas de imprecisão na articulação dos sons da fala.

Durante a filmagem, é solicitado ao ator realizar muitas horas de gravação, o que traz grande desgaste físico e energético (Sataloff. 1981). Foi aconselhado, para compor o personagem do ponto de vista visual corporal, o aprimoramento físico por meio de ginástica, visando o relaxamento corporal como ioga e pilates, promovendo um corpo mais flexível, mais solto, característico do carioca.

CONCLUSÃO

A voz para o(a) ator/atriz é seu instrumento de trabalho e, junto com o corpo, ele/ela vai desenvolver o esquema corporal e corporal vocal, permitindo-lhe ampliar seu potencial vocal, por meio da reverberação das diferentes caixas de ressonância, experimentando diferentes possibilidades vocais.

As técnicas fonoaudiológicas facilitam o trabalho do(a) ator/atriz por intermédio do conhecimento do processo vocal básico, pois a maioria dos(as) atores/atrizes não conhece o mecanismo de sua produção sonora, e só por meio do conhecimento é que podem controlar seu mecanismo.

Toda pessoa que usa a voz profissionalmente necessita de treino vocal intenso para manter, por longo tempo, sua qualidade vocal; acredito que o trabalho fonoaudiológico dirigido de modo específico a cada pessoa, bem como aconselhamento para ter hábitos vocais saudáveis, traga benefícios a todos os profissionais da voz.

REFERÊNCIA BIBLIOGRÁFICA

Behlau M. *O melhor que vi e ouvi III*: atualização em laringe e voz. Rio de Janeiro: Revinter, 2001.

Behlau M. *Voz: O livro do especialista*. Rio de Janeiro: Revinter, 2005. Vol. 2.

Brandi E. *Educação da voz falada*. 3. ed. São Paulo: Atheneu, 1992.

Guberfain JC. *Voz em Cena*. Rio de Janeiro: Revinter, 2004. Vol. 1.

Kyrillos L, Feijó D. *Fonoaudiologia e telejornalismo*. Baseado no terceiro encontro de fonoaudiologia. Rio de Janeiro: Revinter, 2005.

Sataloff RT. Professional singers: the science and art of clinical care. *Am J Otolaryngol*, 1981.

Tomatis A. *The ear and language*. Norval, Canada: Moulin Publishing, 1996.

ALTERAÇÕES VOCAIS EM MÚSICOS DE INSTRUMENTOS DE SOPRO

CAPÍTULO 6

Ruth Bompet

Os instrumentos de sopro surgiram quando os homens primitivos sopraram ossos e bambus e descobriram que podiam emitir sons semelhantes ao canto dos pássaros.

Em geral, são formados por um tubo, sendo o som produzido pela passagem de ar em seu interior. Quanto maior e mais largo é o tubo, mais grave é o som que produz. Pertencem a esta família as madeiras, instrumentos originalmente construídos em madeira e os metais.

Os mais conhecidos são: corneta, tuba, clarineta, fagote, flauta, gaita, oboé, saxofone, trombone e trompete. A flauta, a mais antiga, tem pelo menos 40 mil anos de existência.

Estão presentes em estilos musicais como o jazz e o choro, grandes destaques da música brasileira, como o carioca Pixinguinha, um dos maiores flautistas e saxofonistas do século XX e Joaquim Callado Jr., compositor e flautista, considerado o pai do choro.

Internacionalmente, a grande figura foi Louis Armstrong, cantor e solista (corneta e trompete) que, como gostava de se apresentar, "a música a serviço da alegria", legou ao jazz o conceito de "modo universal de expressão musical". Sua voz grave e arranhada era o seu estilo inconfundível. Não existe em sua biografia nenhuma referência à qualidade de sua voz rouca, desde quando era assim, se foi ficando a partir do uso de instrumentos de sopro e o canto, o que caracterizaria talvez uma disfonia por abuso vocal? Porém, embora considerada esdrúxula na época, era perfeita para o jazz, com vibrato, um *timing* perfeito e um senso rítmico impecável.

O que leva uma pessoa escolher a aprender a tocar um instrumento de sopro? Antigamente tocar flauta fazia parte da aristocracia, os nobres, príncipes e reis eram solistas em saraus como um grau de erudição, assim como em uma época aprender a tocar piano fazia parte da educação das moças. O saxofone como data de 1850 surgiu com o uso institucional (bandas militares) e só depois, na década de 20 fez parte da música popular dançante, o Jazz. Atualmente, em algumas escolas, vemos na educação infantil o ensino da flauta. Hoje os músicos procuram aprender um instrumento de sopro com objetivo profissionalizante e quem mais absorve este mercado são as forças militares com suas bandas e orquestras

Podemos estabelecer uma comparação entre o sujeito falante e o músico de instrumento de sopro quanto aos mecanismos de funcionamento do corpo para o desempenho das duas funções.

Tanto para falar como para tocar um instrumento de sopro necessitamos da respiração, laringe e cavidade oral. Domínio da musculatura do diafragma, equilíbrio dos músculos (pressão do ar e forças aerodinâmicas da laringe), da motricidade oral (posição e tônus de língua e lábios) (Fig. 6-1).

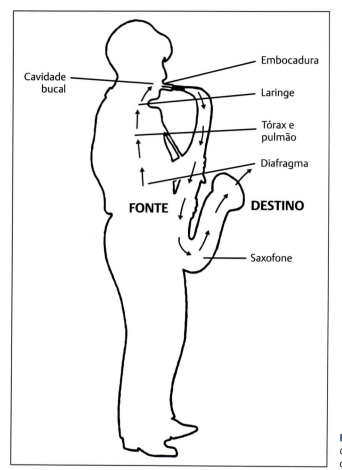

Fig. 6-1. Postura e elementos que participam tanto para falar como para tocar.

Nenhuma função é mais importante que a outra. Precisamos da corrente de ar saindo dos pulmões, passando pelo abdômen e parte superior do tórax e cavidade oral, ressoadores, língua e lábios (voz falada) e, especificamente, o posicionamento da língua (instrumento de sopro). No caso dos instrumentos, entram dentes, maxilar, lábios para fixar a boquilha e as palhetas necessárias para tocar bem os instrumentos de sopro.

A respiração é responsável por ativar as pregas vocais e a palheta em movimento. Quando se utiliza sua capacidade total, um indivíduo usa 70 a 80% de sua capacidade respiratória, porém, para aqueles que utilizam a respiração para palestras, canto, exercícios físicos ou soprar instrumentos de sopro, a utilização de ar fica próxima de 100%.

E a intensidade desse fluxo de ar também varia, quer seja para projeção vocal, quer para aumentar o volume sonoro do instrumento, mesmo em sopros curtos. Nos flautistas, não é a capacidade máxima de ar nem a pressão do ar, mas a posição do lábio junto à embocadura. Portanto, trabalhar a capacidade respiratória, a musculatura do diafragma e o impulso e directividade da coluna de ar são fundamentais para ambas as atividades.

Além da técnica de respiração, o uso de toda a boca é fundamental para o desempenho desse processo de tocar instrumentos de sopro, como o saxofone, o trompete, a flauta e a tuba, entre outros.

A conexão do corpo com o instrumento é feita por meio da "embocadura", envolvendo dentes, lábios e língua, permitindo a passagem de ar pelo instrumento para emitir as ondas sonoras das notas musicais.

Segundo o respeitado ortodontista Dr. Alexandre de Alcântara (1994), que se especializou na saúde bucal dos músicos de sopro, os movimentos repetitivos realizados com muita frequência (o músico se exercita em média 4 horas por dia), podem gerar algum tipo de dano ou lesão ao corpo.

Portanto, é importante e necessário acompanhar esses músicos quanto à sua saúde bucal e a adaptação da arcada dentária para o melhor desempenho de sua arte, como correção de protrusões da arcada e diastemas, pois podem prejudicar sua *performance* musical. Em alguns casos, como no trompete, podem até chegar a perder os dentes; na flauta, podem amolecer os dentes, principalmente se estiverem usando uma técnica errada.

Assim como a posição da língua tem influência na emissão dos sons da voz falada como, com projeção, ou mais recuada, ou elevada na base etc., assim também a posição da língua é fundamental para tocar o instrumento (Fig. 6-2), pois o objetivo maior é projetar o ar com o máximo de velocidade e o mínimo de dispersão. A melhor posição da língua é no meio da cavidade oral, permitindo que o ar siga por cima, por baixo e em seus entornos. Esta posição favorece também a redução de tensão na região da laringe. Na posição baixa, tende a estrangular a glote, os ajustes da laringe ficam restritos e, às vezes, há queda do maxilar, dificultando a produção das notas graves. Com a língua muito acima, também ocorre tensão na laringe (Fig. 6-3).

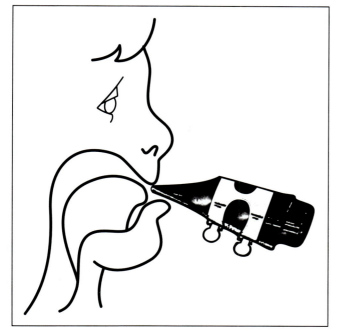

Fig. 6-2. Língua na posição I. Note o quão próxima da palheta está a ponta da língua, maximizando a eficiência da articulação.

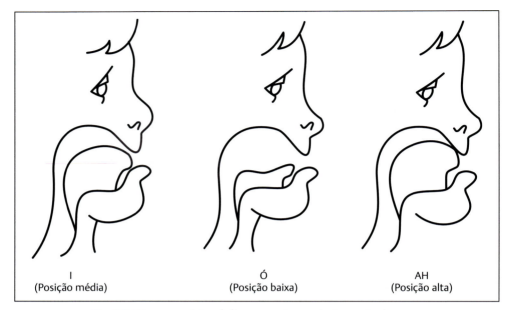

Fig. 6-3. Diversas posições da língua para tocar o instrumento de sopro.

E, finalmente, a laringe, onde as pregas vocais se movem a partir das vibrações provocadas pelo ar, responsáveis por modelar a corrente de ar para o instrumento musical.

Tanto para a voz falada quanto para tocar um instrumento de sopro é importante que não haja tensões desnecessárias na laringe, o que provocaria danos à laringe e alterações da qualidade de som, tanto falado quanto tocado.

Ressaltamos que, além da localização do tipo respiratório, da capacidade de armazenamento de ar e pressão da corrente expiratória, é fundamental que a posição da cabeça para a emissão do som/fluxo sonoro esteja correta ao tocar um instrumento, pois qualquer desvio altera o timbre e a clareza do som, além de exigir um esforço muscular da laringe, impedindo de operar em seu potencial máximo (Fig. 6-4).

O conjunto desses elementos, quando usado sem uma boa técnica, podem começar a causar danos à laringe e, em consequência, problemas na voz, tosse, pigarro, dor na articulação temporomandibular (ATM), rouquidão, afonia e até lesões por esforço (nódulos, edemas).

A grande maioria dos músicos são autodidatas; a Escola de saxofone tem mais ou menos 40 anos de existência. Com o surgimento das boas técnicas, algumas semelhantes, mas não iguais para os diversos instrumentos de sopro, reduziram-se bastante os problemas vocais decorrentes do mau uso do instrumento de sopro.

Assim como nós fonoaudiólogos, no início, também não relacionávamos os problemas da voz falada com os da voz cantada como sendo causa e efeito e, mais recentemente, também correlacionando os problemas de voz falada com má técnica dos músicos de sopro, despertando inclusive neles uma busca por melhores técnicas e procurando terapia fonoaudiológica para melhorar seu desempenho como músicos, no uso de seus instrumentos e evitando problemas vocais. O ideal é que houvesse uma equipe multidisciplinar com o

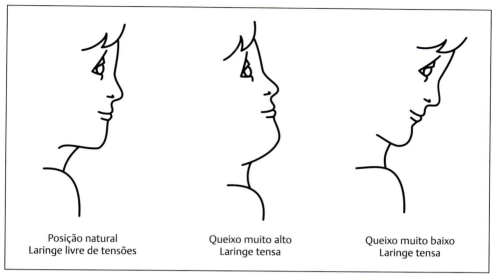

Fig. 6-4. Diversas posições do pescoço e laringe para tocar o instrumento de sopro.

músico, o professor de instrumento de sopro, o fonoaudiólogo, o otorrino e o ortodontista que trocassem informações para desenvolver um trabalho integrado. Que as diversas áreas conversem e cada um faça a sua parte.

Na minha prática clínica, atendi vários pacientes com queixa vocal, todos eram instrumentistas de sopro. A queixa era sempre alteração da qualidade vocal, cansaço vocal e respiratório, além de baixo rendimento ao tocar o instrumento.

Relato o caso de um paciente do sexo masculino, 46 anos, que tocava sax há 10 anos, com episódios repetidos de rouquidão e que, quando tocava durante 5 horas em festas, no dia seguinte, estava sem voz. Quando tocava, chegava a emitir sons por excesso de contratura na laringe, concomitante ao tocar o instrumento, o chamado "tocar com a garganta". Na avaliação, constatamos boa capacidade respiratória, porém com pouca pressão diafragmática, corrente aérea com muito esforço da musculatura extrínseca da laringe e postura corporal inadequada. Já apresentava espessamento em prega vocal. Como ele não tinha problemas de capacidade respiratória, focamos a terapia em direcionar melhor o fluxo aéreo, fortalecer a musculatura do diafragma, eliminar o esforço excessivo da musculatura extrínseca da laringe, estabelecer uma coordenação fonorrespiratória e trabalhar a musculatura da motricidade oral, priorizando a embocadura para directividade do sopro aéreo.

Assim como os músicos usam o termo "embocadura" para tocar o instrumento de sopro, também nós, fonoaudiólogos, usamos o termo para trabalhar a directividade do sopro, sendo que, para tocar, a ênfase é maior por causa da boquilha e das palhetas apoiadas nos lábios que podem afetar a capacidade de a corrente de ar provocar vibrações na palheta.

A corrente de ar faz com que a palheta produza ondas sonoras, as quais, distribuídas pela boquilha e pelo corpo do instrumento, no qual são determinadas as alturas da frequência a partir da digitação (saxofone).

Outro caso que atendi era de uma paciente do sexo feminino, 35 anos, iniciando os estudos com trompete. Após 6 meses de aula, apresentou alterações da qualidade vocal, referindo principalmente cansaço vocal. Como não havia alteração orgânica de prega vocal, trabalhamos todas as áreas referidas no caso anterior, mas acrescentamos um trabalho de fortalecimento da musculatura laríngea e diafragmática para dar mais resistência. Usamos a Técnica de Exercícios para Condicionamento Vocal das fonoaudiólogas Tays Vaiana e Flávia Badaró do Centro de Estudos da Voz (CEV), SP e Equipe Vox, SP.

Atualmente, atendo um paciente do sexo masculino, 30 anos, advogado, com um pólipo hemorrágico de prega vocal e que não reagiu bem à indicação cirúrgica, optando por fonoterapia. Estamos trabalhando há 4 meses com melhoras significativas da redução e adaptação da lesão (com acompanhamento do médico otorrino) e da qualidade vocal, porém ele manifestou o desejo de iniciar uma aula de saxofone, o que me fez orientá-lo para que não o fizesse, pelo menos neste momento. Ele, então, trocou o sax por xequerê (percussão) e está bem feliz. O bom senso deve prevalecer nas nossas escolhas.

Segundo Mara Behlau (1995)," a inadaptação laríngea caracteriza uma situação em que a laringe está apta a exercer todas as funções, menos a fonação social e mais particularmente o uso profissional da voz, podendo haver limitações sonoras, com queixa de fadiga vocal e até vir a desenvolver uma disfonia."

Não seria possível também dizer que esta mesma laringe seria frágil para o uso profissional de um músico de instrumento de sopro? Não teria ele a mesma fadiga gerando possíveis disfonias, se houvesse grande demanda de uso profissional?

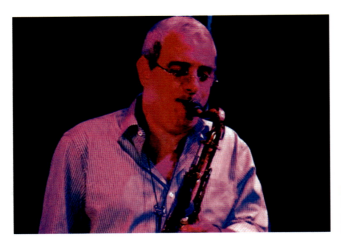

Fig. 6-5. O músico saxofonista Daniel Garcia demonstrando uma perfeita técnica de execução no seu instrumento.

BIBLIOGRAFIA

Alcantara A. *Odontologia para músicos de sopro*. São Paulo: Keyboard Editora Musical Ltda, 2014.
Behlau M, Pontes M. *Avaliação e tratamento das disfonias*. São Paulo: Lovise, 1995.
Brandi E. *Educação da voz falada*. São Paulo: Atheneu, 1984.
Colton R, Casper J. *Compreendendo os problemas de voz:* Uma perspectiva fisiológica ao diagnóstico e ao tratamento. Porto Alegre: Artes Médicas, 1996.
Liebman D. *Desenvolvendo uma sonoridade pessoal no saxofone*. 1. ed. São Paulo: Souza Lima, 2014.

A VOZ DO TRANSEXUAL

CAPÍTULO 7

Irandy Garcia

O termo transexualismo foi criado pelo psiquiatra americano Harry Benjamin (1966), um dos primeiros a iniciar um estudo sério do assunto.

Transexualismo refere-se à condição da pessoa que possui uma identidade de gênero diferente da designada no nascimento, tendo o desejo de viver e ser aceita como sendo do sexo oposto.

Para melhor compreensão, é preciso conhecermos as diferenças entre homossexualismo, bissexualismo, travestismo e transexualismo.

Biólogos e psicólogos têm pesquisado para definir as causas do transexualismo, mas até hoje não se tem certeza de sua causalidade. Segundo Dr. Roberto Farina autor do livro "Transexualismo", considerado pioneiro nas cirurgias de redesignação sexual no Brasil, as principais diferenças são:

Transexuais são aqueles que julgam possuir uma alma feminina encarcerada em um corpo masculino, ou o inverso quando se trata de transexual feminino. O transexual tanto masculino quanto feminino usa roupas do sexo oposto porque nelas experimenta uma sensação de conforto, naturalidade, identificação, tranquilidade e bem-estar. Seus órgãos genitais não constituem centro erógeno. Manifestam horror à sua genitália. Jamais almejam para companheiro pessoas do mesmo sexo, apesar de que é possível encontrarmos casos de transexuais que se casam e até chegarem a ter filhos desse matrimônio.

Nos **homossexuais**, os órgãos genitais constituem centro de erotismo, ao contrário do sentimento dos transexuais. Quando se transvestem é com a intenção de atrair certos parceiros, sempre do mesmo sexo.

Na verdade, seja qual for a etiologia, são pessoas que emocionalmente sentem que há algo errado com seu corpo.

Dr. Roberto Farina foi responsável por realizar a primeira cirurgia de redesignação sexual em 1971, no Hospital Oswaldo Cruz em São Paulo, quando operou a manicure Waldirene Nogueira, que se apresentava como mulher, mas era registrada como Waldir, pois sua genitália era masculina.

Dr. Farina não foi pioneiro apenas em cirurgias femininas, mas também masculinas, quando em 1977 operou João Nery, hoje um dos maiores ativistas LGBT do Brasil.

Nessa época, não era possível realizar a mudança de nome nem o gênero em Cartório pois tais cirurgias eram consideradas ilegais no Brasil.

Em 1978, em razão das várias cirurgias ilegais que já havia realizado, Dr. Farina foi condenado a 2 anos de reclusão. Sua condenação provocou grande comoção na comunidade

75

científica internacional. Isso porque até essa data, em nenhum país do mundo, esse tipo de procedimento cirúrgico havia sido considerado crime.

O Psiquiatra Robert Rubin da Escola de Medicina da Califórnia assim se expressou com referência à prisão de Farina: "É um retrocesso danoso para a imagem do Brasil".

Em 1979, após muito transtorno, muito constrangimento e reação da comunidade científica internacional, a justiça brasileira absolveu o médico. Nesse mesmo ano de 1979, dois outros acontecimentos trouxeram à baila o assunto transexualismo: o fenômeno Roberta Close e o veto do Presidente Figueiredo à Lei n°1909-A do deputado José de Castro Coimbra, regulamentando a realização das cirurgias de redesignação sexual. Mais uma vez o Brasil retrocedia.

Enquanto na Europa e nos Estados Unidos o assunto já estava resolvido há muitos anos, o Brasil continuava atrasado umas três décadas.

Dentre os nomes que saíram em defesa da Lei do deputado José Coimbra, destacam-se:

- Dr. Alberto Cukier.
- Dr. Roberto Farina (autor do livro "Transexualismo").
- Drª Dorina Epps (autora do livro "O Que é Transexualimo").

A Resolução 1482/97 do Conselho Federal de Medicina autoriza a realização das cirurgias de redesignação sexual, mas estabelece condições: só poderão ser realizadas em Hospitais Universitários ou Hospitais Públicos, adequados à pesquisa.

Em 2008, o governo brasileiro oficializou as cirurgias de redesignação sexual, implantando o que chamou de "Processo Transexualizador", por meio do SUS.

Mas a regularização dos documentos em Cartório, tornando legal a situação do operado para ser inserido na Sociedade, como também conseguir emprego, continuava impossível.

Finalmente, em 2018, STF permitiu que Transexuais, já operados ou não, regularizassem sua situação, realizando a alteração de gênero e nome em seus documentos, sem precisar de autorização Judicial.

Grande conquista para as pessoas que permaneciam à margem da Sociedade há muitos anos.

Comecei a pesquisar sobre transexualismo quando recebi, em consultório, um paciente transexual em 1993.

Esse paciente, que me foi encaminhado por um psiquiatra, trazia apenas no encaminhamento que se tratava de terapia vocal.

Na entrevista, minha primeira impressão foi de que se tratava de uma mulher com voz grave.

Além de ter dado um nome feminino, apresentava lindos cabelos longos, bem maquiada e com um bonito vestido longo. Tudo sem exagero. Apenas seus gestos eram bem contidos, o que atribuí a alguma timidez.

De repente ela disse:

- A senhora já percebeu que eu não sou uma mulher?!

Respondi que sinceramente não havia percebido, pois sua aparência é bem feminina. E que quanto à sua voz mais grave, não é evidência da sua masculinidade pois existem muitas mulheres que usam esse registro de voz.

Foi, então, que ele me relatou a razão do encaminhamento: seu psiquiatra condicionava o sucesso da cirurgia de mudança sexual a uma modificação da voz.

Durante a avaliação verifiquei que J.M., ao tentar não ser identificado como masculino, embutia a emissão, reforçando, assim, a ressonância faríngea. Além disso prendia a articulação das palavras. Tudo na tentativa de se esconder.

Quanto à expressão corporal, o que durante a avaliação eu havia pensado em timidez, era um esforço para evitar os trejeitos e maneirismos de alguns homossexuais. Essa foi a explicação que ele deu. Já havia se submetido à dolorosa e dispendiosa eletrólise, não apresentando nenhum sinal de pelos. Observei que só havia um detalhe denunciador: seus pés, pois ele usava sandálias.

Iniciei a Terapia, explicando que o principal objetivo do nosso trabalho não era transformar sua voz em voz aguda.

Grande parte da diferença entre voz masculina e feminina é a qualidade vocal, que inclui parâmetros como inflexão, timbre, flexibilidade articulatória e, sobretudo, conseguir um modelo de imagem geral feminina.

Sugeri que passasse a observar o que caracteriza a fala da mulher, que não necessariamente deve ver aguda.

Foi muito importante levá-lo a sentir a diferença entre a voz que é produzida com grande vibração no peito, que caracteriza a emissão masculina, e a voz onde não se sente essa vibração peitoral tão intensa.

Sempre explorando a sensação tátil no peito e no pescoço, enquanto comparava os resultados, ouvindo a gravação dos efeitos sonoros com mais e com menos vibração no peito, buscando que a sensação e o som fossem fixados em sua mente e ouvido.

Passamos, então, a trabalhar inicialmente com sílabas, passando a palavras e frases. Nosso objetivo era que por meio dessas observações ele não só liberasse a voz, que estava contraída, aliviando a ressonância faríngea em favor da voz, digamos, "de cabeça". Todos os procedimentos foram praticados com a preocupação de não gerar esforço vocal.

O trabalho melhorando a flexibilidade articulatória, foi de grande auxílio para que ele conseguisse soltar a voz, compreendendo a importância de não tentar se esconder.

Optei por explorar os demais parâmetros da voz, como altura, intensidade, ressonância e principalmente inflexões, por meio de vocalizações, já que ele demonstrava interesse e musicalidade, sempre procurando reduzir a energia de emissão.

Foi muito importante trabalhar as inflexões que muito contribuíram para o entendimento e consequente domínio do ritmo-melódico da fala, que acredito ser um importante marcador das diferenças masculino/feminino.

Expressão facial, gestos, enfim, mudanças nesses parâmetros representaram fator importantíssimo para alcançarmos a feminilização da voz.

Segundo Janina Casper, no caso de mudança de mulher para homem, tal problema é geralmente eliminado quando hormônios masculinos são administrados; estes tendem a aumentar a massa laríngea e, assim, reduzir a frequência fundamental. No entanto, nenhuma das drogas encontra-se disponível para reduzir a massa das pregas vocais, de modo que um homem mudando para mulher não experimentará elevação de frequência secundária à terapia de hormônios. "Além de diferenças de frequência entre homens e mulheres, há diferenças em outros padrões de fala, hábitos e maneirismos. Isso foi demonstrado por Coleman (1971, 1073, 1976), que verificou que vozes femininas são ainda reconhecidas como femininas mesmo quando a diferença de frequência entre a voz masculina e feminina é removida. Um pouco da diferença entre a voz masculina e feminina é a qualidade vocal, no sentido em que os tamanhos relativos das cavidades oral e faríngea são diferentes nos dois sexos".

"A atriz Lauren Bacall apresenta um bom modelo de alguém cuja voz é grave e, ainda assim, cujo estilo é inteiramente feminino".

Os fonoaudiólogos dispõem atualmente do *Visi speech* para ajudar a monitorar a fala e comparar contornos de frequência. Apresenta uma análise em profundidade das diferenças mensuráveis entre as vozes masculinas e femininas.

Em função do relato que me fez sobre a dificuldade de se posicionar como mulher ao fazer compras, pois sempre percebia olhares críticos, propuz que voltasse a tais situações e observasse as mudanças que seu atual comportamento poderia estar provocando. Este procedimento resultou em grandes progressos na terapia, pois ele conseguiu pôr em prática e constatar seu progresso. Já que as mudanças deveriam partir, principalmente, de seu comportamento não só vocal como pessoal.

Essa manobra contribuiu para aumentar sua autoconfiança.

Como não conseguiu fazer a cirurgia de redesignação sexual no Brasil, que ainda mantinha a proibição, resolveu procurar um Hospital Escola na Europa.

Depois de várias tentativas, conseguiu ser operado em Amsterdam em um Hospital Escola. A cirurgia foi muito bem-sucedida.

Algum tempo depois, recebi um cartão no qual comunicava que havia casado com um espanhol.

Como era seu desejo, encontrou um homem que se apaixonou por ela.

Estava muito feliz e totalmente identificada como mulher e já havia regularizado os documentos.

Foi gratificante não só como profissional, como também por contribuir para que ela conseguisse realizar um desejo tão importante em sua vida. Com minha especialização pude ajudá-la a realizar seu sonho. Como seguirá sua vida será uma escolha dela.

Vivemos em uma época em que a sexualidade pode ser discutida livremente. Portanto, muitos dos problemas vividos por transexuais, principalmente quanto a barreiras, não só da sociedade como também as que eles se impõem, poderiam ser mais bem resolvidos.

Segundo Judith Chaloner, "A maioria dos transexuais pode obter uma voz adequadamente unissex, que lhes permita ser observados no mundo como mulheres. Até mais importante, entretanto, do que a mecânica vocal é a elaboração de uma maneira confiante e uma sensação de autoestima do indivíduo."

BIBLIOGRAFIA

Colton R, Casper J. *Compreendendo os problemas de voz*: Uma perspectiva fisiológica ao diagnóstico e ao tratamento. Porto Alegre: Artes Médicas, 1996.

Farina R. *Transexualismo*: do homem à mulher normal dos estados de intersexualidade e das parafilias. São Paulo: Novolunar, 1982.

Ferrari BT. *Transexualismo*: ciência médica passa à frente da ciência jurídica no equacionamento de uma questão ainda mal compreendida no Brasil. Revista Brasileira de Clínica e Terapêutica. São Paulo: Moreira Jr Editora. vol. XIII [CT] n°8 p355, setembro/1984.

Freeman M, Fawcus M. *Distúrbios da voz e seus tratamentos*. 3. ed. São Paulo: Santos; 2004.

Quaglia, Dorina R G Epps. *O paciente e a intersexualidade*: aspectos clínicos, endócrinos, anátomo-patológicos e genéticos. São Paulo: Sarvier, 1980.

A VOZ ADAPTADA E ACEITÁVEL PÓS-FONOTERAPIA

CAPÍTULO 8

Cintia Parga

INTRODUÇÃO

Os objetivos da fonoterapia são individuais, únicos. Ao receber o paciente em sua clínica, o fonoaudiólogo avalia seu histórico, suas queixas, alterações laríngeas e tenta reabilitar a sua voz para atingir uma voz melhor, possível e funcional para atender suas demandas de comunicação em sua vida pessoal, social e profissional, no caso paciente adulto.

Durante sua terapia, reavaliações e alta juntamente ao paciente deve-se questionar e responder: como está sua voz? Está adaptada? Está aceitável? Atende suas necessidades? – considerando seu histórico e alterações vocais que apresentava. Há alterações laríngeas que comprometem estruturas e fisiologia de forma irreversível tendo que considerá-las por todo tratamento.

A relação sujeito e voz deve ser muito observada e analisada por todo tempo, sua dinâmica vocal. Fatores emocionais, estresse e ansiedade somados a produção vocal, patologias laríngeas e reações que elas provocam tornam cada caso clínico individual somando a relação que o paciente estabelece com seu terapeuta.

Reduzindo as restrições dos abusos vocais, conscientizando e utilizando cuidados e higiene vocais, redução de estresse, reduzir as restrições das alterações laríngeas, a extensão ou eliminação das lesões, considerar suas limitações e qual funcionamento vocal pode-se alcançar, o distúrbio vocal se reduz e se reequilibra de forma geral: há modificação da conduta vocal.

A interação do fonoaudiólogo com o otorrinolaringologista e outros profissionais do caso em questão (visão sistêmica do caso clínico) faz-se fundamental para o planejamento terapêutico, replanejamento e análises das possibilidades de reeducação vocais, limitações e prognóstico do paciente.

O que seria uma voz normal? Uma voz alterada? Uma voz adaptada? Uma voz disfônica?

Como entender as patologias laríngeas no paciente, um sujeito com sua história, sua vida emocional, pessoal, social, profissional, em sua cultura, meio social, seu meio-ambiente e toda sua dinâmica?

Segundo a literatura (Colton e Casper, 1996), as definições sobre voz normal e alterada não há ainda uma definição definitiva.

A voz possui muitas variedades com influências individuais, culturais e ambientais no dinamismo da vida. A fonação é uma função neurofisiológica inata. Ela se desenvolve juntamente com o desenvolvimento orgânico e psicológico. Há uma enorme influência mostrando um forte reflexo da personalidade e um sofisticado processamento muscular (Behlau, 2001).

Segundo M. Behlau (1999) deveria substituir voz normal por voz adaptada, pois há várias interpretações do que seria definido uma voz normal.

A voz adaptada seria a voz produzida pelo sujeito falante sem esforço vocal e confortável, identificando o sexo, a faixa etária, o grupo social, profissional e cultural definido pelo ouvinte por um consenso e não necessariamente consciente, considerando a situação de comunicação: falante–mensagem–ouvinte. Assim, a voz adaptada seria aquela que tem uma qualidade aceitável socialmente; há inteligibilidade da fala, permite a atuação profissional do sujeito. Esta voz com seus atributos (frequência, intensidade, variação tonal e projeção) mostrando-se com sua qualidade vocal, transmitindo a mensagem emocional de seu discurso.

Na clínica fonoaudiológica, ao recebermos um paciente com queixas vocais, recebemos um sujeito apresentando um fenômeno vocal, mas olhando-o de forma integrada aos seus valores, demandas vocais, nível de necessidade de fonoterapia e comprometimento em sua qualidade de vida pela voz alterada.

Uma voz alterada é uma voz disfônica?

A voz alterada refere-se a uma voz que se mostra com desvios e sem submeter o sujeito a uma avaliação. Quando esta voz foi avaliada de forma completa e quando foi constatada uma desordem vocal, podemos considerar uma disfonia. As alterações vocais observadas mostram não serem compatíveis com marcadores sociais, culturais e emocionais. A voz alterada seria toda e qualquer dificuldade e alteração da voz que prejudique a emissão vocal, impedindo uma produção natural da voz (Behlau e Pontes, 1995).

Disfonia sendo definida como um distúrbio de comunicação oral. A voz disfônica não cumpre sua função básica: transmitir a mensagem emocional e verbal de um indivíduo.

A disfonia pode-se manifestar por alterações variadas: qualidade vocal, esforço na emissão sonora, fadiga vocal, perda de intensidade vocal, do volume, alterações de frequência, de variação de tons, de projeção, de resistência vocal, de eficiência vocal e desconforto nessa produção neurofisiológica.

A classificação das disfonias inclui os critérios que se baseiam: no orgânico e funcional; na avaliação clínica; no uso vocal hiperfuncional ou hipofuncional.

Na etiologia das desordens vocais, Van Ripper e Irwin (1958), os fatores orgânicos e funcionais estão sempre presentes sendo muito difícil separá-los; Tarneaud (1955), não compreende a separação orgânica e funcional; para Perello e Miguel (1973), reforça a classificação disfonia funcional sem alterações visíveis ao exame laringológico como a disfonia orgânica. Le Huche (1984) sugere o termo disfonia disfuncional àquela com alterações do comportamento fonatório correspondendo a uma falha de adaptação e coordenação nas estruturas que se integram à produção vocal possibilitando a integração do funcional ao orgânico.

Na classificação de Edmee Brandi (1990), baseia-se na etiologia das disfonias: no laudo otorrinolaringológico, anamnese e avaliação fonoaudiológica. Valoriza os fatores predisponentes, desencadeantes e agravantes das disfonias, incorporando os aspectos estruturais e comportamentais (1996). Assim, sua classificação se divide em: disfonias comportamentais e estruturais. As comportamentais por desvios do padrão vocal, conduta vocal hiper ou hipofuncional. As estruturais por anomalias congênitas; doença ou lesão primária ou secundária; ou laringopatias por fatores orgânicos como: endócrinos, neurovegetativos e outros.

A VOZ ADAPTADA E ACEITÁVEL PÓS-FONOTERAPIA

As inglesas renomadas na área da voz, Greene e Mathieson (1989), consideram também na classificação as disfonias comportamentais por: tensão muscular excessiva sem alterações laríngeas; com alterações laríngeas (nódulos vocais, laringite crônica, edema, pólipo e úlcera de contato); psicogênicas (estado de ansiedade, neurose, sintomas de conversão, puberfonia e conflitos transexuais).

As disfonias orgânicas classificadas: por anormalidades estruturais (diafragma laríngeo, fissura laríngea, obstrução nasal e trauma); por condições neurológicas (paralisia do nervo laríngeo recorrente, paralisia pseudobulbar, ataxia cerebelar, tremor, parkinsonismo, coreia, atetose, apraxia, lesões múltiplas – doença do neurônio motor, esclerose múltipla); por desordens endocrinológicas (tireotoxicose, mixedema, atraso mutacional sexual masculino, terapia hormonal levando a uma virilização vocal feminina, terapia medicamentosa adversa); por doenças laríngeas (tumores benignos e malignos, hiperceratose, papilomatose, cisto, laringite aguda e crônica, artrite cricoaritenóidea, granuloma e infecção por fungo).

O sistema de classificação por Pinho (1998) classifica por fatores etiológicos: disfonias funcionais, orgânicas secundárias (disfunção do uso vocal levando a consequências orgânicas da laringe) e orgânicas primárias (a presença da alteração orgânica não se relaciona ao mau uso vocal).

Na classificação dos tipos de disfonia segundo Behlau e Pontes (1990 e 1995), cita que a disfonia pode aparecer ora como sintoma mais importante (como a disfonia funcional) ora como secundário ou discreto (como doença de Parkinson). Esta classificação se baseia na alteração comportamental influenciando as disfonias. Assim, seriam as disfonias funcionais, as organofuncionais e as orgânicas.

As disfonias funcionais seriam por uso incorreto vocal, inadaptações vocais ou por alterações psicogênicas. As disfonias organofuncionais por disfunção vocal e lesões secundárias a esta. As orgânicas independem do comportamento vocal podendo ser por várias causas. Estas últimas podem levar a adaptações ao uso vocal levando a uma disfonia organofuncional.

Esta classificação foi um pouco modificada (Pontes e Behlau, Brasil, 2000) da original (Behlau, 1990) para: disfonia funcional primária ou secundária; e as disfonias funcionais por alterações psicogênicas considerando com maior precisão a influência do comportamento vocal nesta disfunção.

Na fonoterapia, a equipe de profissionais que acompanham o paciente, o tipo de lesão laríngea e extensão, a localização destas na borda livre das pregas vocais, na região supra e intraglótica delas são muito importantes dar atenção. Lesões em regiões anteriores de pregas vocais têm um melhor prognóstico na fonoterapia do que as localizadas em região posterior.

No planejamento terapêutico e mudanças, o fonoaudiólogo também deve ter atenção na observação de: assimetria laríngea, uniformidade das pregas vocais; etiologia; impacto na prega vocal contralateral a lesão presente; demandas vocais do paciente; displasias associadas ao quadro do paciente; sua rotina de vida e profissional; personalidade influenciando em sua aderência ao tratamento (motivação, dedicação, permanência a situação terapêutica).

Neste caso clínico, fatores que foram analisados e reavaliados por todo tempo pela grande instabilidade da paciente e formas de agir em sua vida: seus cuidados com sua saúde geral, pessoal, emocional, vocal, atitudes e ações.

Considerando este caso clínico, a paciente apresentava: edema de Reinke; laringite hipertrófica em região posterior laríngea; suspeita de cisto vocal epidermoide, refluxo gastroesofágico e posteriormente, leucoplasia. Um quadro clínico complexo juntamente com emocional e em terapia psicológica por longa data.

Definindo as patologias laríngeas e suas características, o edema de Reinke (ou edema polipoide, ou hipertrofia edematosa crônica, ou degeneração polipoide ou polipose difusa ou cordite polipoide) como uma lesão difusa na camada superficial da prega vocal, de coloração roseada, tendo um acúmulo de fluido de forma irregular em alguma porção da região membranosa ou por toda ela (Figs. 8-1 e 8-2). De início, este fluido sendo translúcido podendo ser mais consistente com o tempo.

Esse é um edema crônico localizado na camada superficial da lâmina própria (espaço de Reinke) do epitélio da prega vocal. Há outros edemas laríngeos que ultrapassam essa camada (Colton e Casper, 1996). O típico edema de Reinke não possui células atípicas. Em alguns casos, pode apresentar hiperplasia epitelial, placas leucoplásicas e acantose limitando a intervenção cirúrgica quando indicada.

Esse edema, como os nódulos vocais, pode se associar ao hipotireoidismo também (como se apresenta esse caso clínico). E um paciente com uma história de disfonia progressiva por longo tempo e associando-se ao tabagismo, com tosse crônica, hipersecreção na traqueia e inflamação laríngea.

Psicologicamente, esses pacientes podem apresentar depressão e tensão. A instabilidade emocional se mostrava muito consciente nessa paciente e, muitas vezes, sendo prioridades em suas sessões fonoaudiológicas.

Sua qualidade vocal e uma voz rouca, podendo também ser fluida e crepitante; *pitch* grave e variação tonal (modulação) restrita; extensão vocal limitada; incoordenação pneumofônica presente em casos severos, mas sem queixas de dispneia; ressonância vocal mostra-se difusa ou laringofaríngea; os ataques vocais bruscos são frequentes. Sua vibração

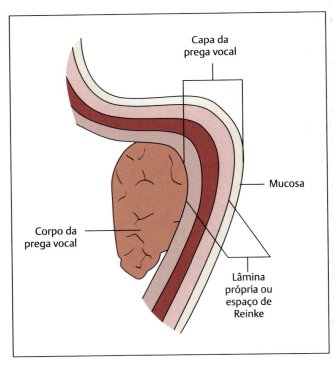

Fig. 8-1. Edema de Reinke.

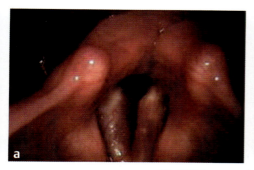 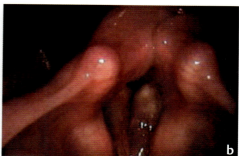

Fig. 8-2. Imagens de Edema de Reinke.

com o edema interfere na qualidade de uma prega vocal com a outra. Os tempos máximos de fonação de fonema surdo mostram-se bons pelo próprio edema que controla a saída do ar expiratório. Mas dos fonemas sonoros avaliados, bem reduzidos.

A literatura aponta a conduta terapêutica abrangendo: orientação quanto a cuidados e higiene vocais; constante hidratação, motivação fundamental à interrupção do fumo, e redução do estresse e técnicas para estimular a movimentação muco-ondulatória das pregas vocais e recuperação da produção da voz quanto a um melhor desempenho e rendimento possíveis, reduzindo seu quadro de esforço (dinâmica vocal). E indicado exercícios com escala musical e sons agudos para estimulação do músculo cricotireóideo responsável por esses sons e ação secundária à coaptação das pregas vocais. Nos casos leves e moderados, a técnica de sopro e som superagudo (Behlau, 2001) estimula o alongamento das pregas vocais e ação cricotireóidea.

Havendo também nesses casos a presença de leucoplasia, a fonoterapia pode-se prolongar pois a rigidez que ocorrera na mucosa das pregas produz também aspereza na qualidade vocal, levando a mais esforço vocal, dificuldade no início da emissão sonora e o rendimento vocal diminuído.

O prognóstico nos casos leves e moderados e bons. A voz pode-se tornar mais flexível com melhor rendimento mesmo que seu aspecto na imagem laringológica não se mostre adequada. Já nos casos severos, a combinação fono–cirurgia–fono é a indicada com a interrupção drástica do tabagismo.

As leucoplasias (Fig. 8-3) são lesões de origem genética, mas podem aparecer por um comportamento vocal alterado. E frequente sua associação com fumo, álcool e refluxo gastroesofágico. Quando a leucoplasia se mostra rasa e de borda livre da prega vocal indica-se a cirurgia. E pode se tentar o tratamento medicamentoso e a reabilitação vocal.

O diagnóstico precoce é importante e o tratamento imediato também. Kleinsasser (1963) adotou uma classificação histológica em três graus ainda muito usada: grau 1 para hiperplasia simples do epitélio; grau 2 para hiperplasia epitelial com ocasional atipia celular; e grau 3 para carcinoma *in situ* ou epitélio displásico. Nos pacientes fumantes como esse caso, observa-se mudanças teciduais laríngeas pré-malignas. O carcinoma da laringe pode ser visto a partir de um epitélio hiperplásico ou displásico. Segundo Hirano (1996), é difícil diferenciar a hiperplasia epitelial ou displasia ou carcinoma *in situ* ou carcinoma invasivo. Assim, o diagnóstico diferencial é fundamental. (Koike, Uno, Ogawa, Mandai, Doihara e Moriwaki, 1989).

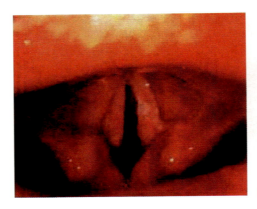

Fig. 8-3. Leucoplasia.

A etiologia da leucoplasia é de origem multifatorial, sendo os fatores orgânicos os principais. Há maior incidência no sexo masculino. E de origem genética e primariamente orgânica. O comportamento vocal e tabagismo têm forte influência. E, nesses últimos, podendo ter influência pré-maligna ou maligna associada. O alcoolismo mostra também grande influência deficiências nutricionais e infecções de vias aéreas superiores. As alterações estruturais mínimas (AEM) também. Há uma característica recidivante exigindo atenção.

Nesse caso descrito, a literatura apresenta correlação da presença de leucoplasias com outras presenças de fatores funcionais e organofuncionais – disparadores de lesões leucoplásicas ou como fator agravante do quadro inicial.

O refluxo gastroesofágico (Fig. 8-4) tem grande presença nesse caso. Ele tem sido citado como forte fator e frequente da leucoplasia laríngea e devendo ser controlado de forma agressiva (Koufmann, 1989).

As qualidades vocais desses pacientes mostram uma voz com característica rouca-áspera, sendo aspereza a mais predominante. A bitonalidade pode aparecer. O ataque vocal pode ser brusco ou soproso na tentativa de vencer a rigidez que é própria da leucoplasia. A ressonância vocal é laringofaríngea, baixa. Tendo o foco nasal, muitas vezes, como compensação. A fadiga vocal constante e falta de resistência vocal são comportamentos frequentes. Pode haver falhas na emissão vocal durante a extensão vocal. Logo, a extensão vocal e a dinâmica vocal apresentam-se com falhas e restrições. Há dificuldades na emissão vocal de sonoridades mínimas e podendo saltar para sons hiperagudos na tentativa de emitir sons médios.

A fonoterapia indicada é a estimulação de sons vibrantes, fricativos sonoros e nasais visando uma produção sonora fácil e sonora.

Pode ser indicado reposição vitamínica e com anti-inflamatórios associados.

Há bom prognóstico nesta estimulação. A literatura mostra bom resultado com dois meses de terapia na frequência de uma sessão semanal.

Nesse caso, a paciente também relata na anamnese a presença de hipotireoidismo, mas em tratamento hormonal. O hipotireoidismo pode ser primário (insuficiência da glândula tireoide) ou secundário (insuficiência da hipófise anterior).

O hipotireoidismo primário pode ocorrer de 1 a 3% da população com maior incidência no sexo feminino na pós-menopausa. A rouquidão é o sintoma em destaque do comprometimento vocal. A fadiga e o agravamento vocais associados a outros sintomas também presentes se manifestam nesta patologia como se observa nesse caso clínico.

A VOZ ADAPTADA E ACEITÁVEL PÓS-FONOTERAPIA

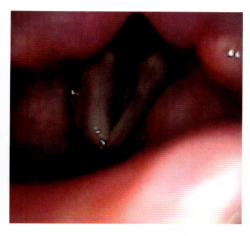

Fig. 8-4. Presença de refluxo gastroesofágico em região laríngea.

Pode ainda haver queixas de: fraqueza, redução da sudorese, diminuição das atividades físicas como nesse caso (e mentais e de crescimento, em outros tipos de hipotireoidismo), cãibras musculares, aumento de peso, pele seca e áspera. Os sintomas vocais costumam surgir em fase adiantada da alteração pelo acúmulo de ácido mucopolissacarídeo (mixedema). Assim, dificulta a vibração das pregas vocais, podendo também ter edema uni ou bilateral, contribuindo na dificuldade de manter a frequência fundamental da voz; redução dos tempos máximos de fonação observados e avaliados. O tratamento e a regularização hormonal.

O refluxo gastroesofágico é um problema severo nessa paciente e por longo tempo em tratamento.

O refluxo associado à disfonia vem sendo muito valorizado na literatura científica, mas ainda não totalmente descritos. Foi introduzido nos últimos 50 anos, sendo o refluxo considerado fator, cofator ou fator agravante de certos quadros vocais, até carcinoma das pregas vocais.

O refluxo gastroesofágico é um fluxo que se desloca para o esôfago e que se manifesta de forma eventual e fisiológico (Fig. 8-5). Porém, sua alta frequência (modo crônico) já mostra uma alteração que pode manifestar-se, também, no pulmão, boca e faringe além da laringe. Esses pacientes podem não apresentar sinais e sintomas vocais e laríngeos. A disfonia não é um sintoma específico dessa doença. Quando há disfonia, podem ocorrer: edema da mucosa retrocricóidea, voz rouca, pigarros, fadiga vocal, laringite posterior, hiperemia, úlceras, granulomas, leucoplasias e laringospasmos sendo um sintoma severo podendo até ter risco de vida.

O refluxo gastroesofágico (RGE) difere do laringofaríngeo principalmente pela presença de pirose. O RGE apresenta pirose, dores estomacais e na região retroesternal, esofagite e refluxo em posição horizontal. Já o refluxo laringofaríngeo, o paciente não se queixa de pirose, dores ou esofagite, mas, em posição vertical e durante o dia, há refluxo. Parece a função esfincteriana superior estar mais prejudicada do que a inferior (LoughLin, Koufman, Averill, Cummins, Kim, Miller e Meredith, 1996).

No refluxo laringofaríngeo, os sintomas frequentes são: disfonia intermitente ou crônica, fadiga vocal, tosse noturna, tosse crônica, regurgitamento, rouquidão, presença de globo faríngeo, muco espesso, disfagia, halitose, boca seca, pigarro, quebra de sonoridade da voz. Ainda, dificuldade de respiração, pneumonia, aspiração, azia, dispepsia (Sataloff, Speigel, Hawkshaw e Rosen, 1993; Koufman, 1995; Sataloff, Castel, Katz e Sataloff, 1999). E correlacionar esses com a profissão e demanda vocal do paciente.

O refluxo pode ser causa ou cofator causal de granuloma, leucoplasias, laringite posterior (Fig. 8-6), edema de Reinke, laringospasmos, estenoses subglóticas, glóticas posteriores, fixação uni ou bilateral de aritenoides, úlcera e laringites posteriores, nódulos vocais e laringomalacias (Koufman, Weiner, Wu e Castell, 1988; Lumpkin, Bishop e Katz, 1989; Koufman, 1995; Loughlin, Koufman, Averill, Cummins, Kim, Little, Miller e Meredith, 1996).

O tratamento do paciente com RGE deve ser mudança de hábitos, tratamento medicamentoso, fonoaudiológico podendo ser cirúrgico. Os exames de endoscopia, pHmetria de 24 horas, videodeglutograma são indicados para diagnóstico e acompanhamentos.

A primeira alteração laríngea que se relacionou ao refluxo com manifestação laringofaríngea foi a laringite posterior. Sua imagem e de uma hiperemia na região posterior podendo manifestar-se, também, nas cartilagens aritenóideas, mucosa interaritenóidea e pregas ariepiglóticas como também na epiglote. Segundo os estudos de Delahunty e Cherry (1968), cita o RGE como fator causal das laringites posteriores. Os estudos de White, Heading, Wilson, Haacke, Pryde, Maran e Dphil (1989), sugerem o tabagismo, fatores psicológicos juntamente ao refluxo, fatores causais da laringite posterior.

Quanto às alterações estruturais mínimas da cobertura das pregas vocais (AEMC), observa-se desarranjos histológicos podendo ser indiferenciados ou diferenciados que prejudicam o ciclo vibratório.

Os indiferenciados são as alterações macroscópicas que não de definem indicando redução, colabamento, enovelamento ou ausência de uma das camadas vocais. O edema de Reinke seria o mais característico dessa categoria.

Os diferenciados são alterações histológicas típicas com características próprias, bem demarcadas. Elas podem se apresentar com outras manifestações nas pregas vocais ou sozinhas. Elas podem ser: sulco vocal, cisto epidermoide, ponte mucosa, microdiafragma laríngeo e vasculodisgenesia.

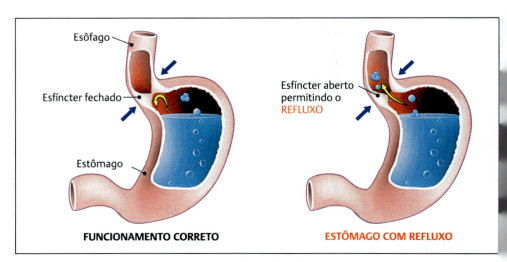

Fig. 8-5. Dinâmica do estômago.

A VOZ ADAPTADA E ACEITÁVEL PÓS-FONOTERAPIA

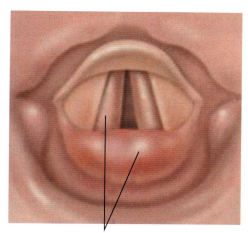

Laringe e cordas vocais inflamadas

Fig. 8-6. Laringe e cordas vocais inflamadas.

A qualidade vocal ruidosa e o tempo máximo de fonação nessas alterações podem sugerir a presença de AEMC e ser confirmada no exame clínico.

O cisto epidermoide é a alteração laríngea também presente nesse caso (Fig. 8-7). Também conhecido como cisto profundo, cisto de inclusão epitelial ou somente cisto. Este cisto é uma cavidade fechada no interior da prega vocal e, em geral, na camada superficial da lâmina própria, sem aderência ao epitélio ou podendo se aderir ao ligamento vocal. Pode ser também um microcisto sendo de volume muito reduzido ou grande comprometendo toda lâmina própria. Assim, o ciclo vibratório dessa voz se altera de acordo com esses volumes.

O cisto é composto por epitélio pluriestratificado, com queratinização, crescimento centrípeto e repouso na membrana basal. O preenchimento do líquido pode ser líquido ou sólido; no início de coloração acinzentado podendo ir para o perolado quando mais antigo (Bouchayer e Cornut, 1994). E frequentes alterações vasculares ou vasculodisgenesia nesses casos (Pontes, De Biase e Behlau, 1999) (Fig. 8-7).

O cisto pode ser assintomático ou não. Nesse caso, a voz é grave e rouca por vibração vocal deficiente e marcante. Pode ser uni ou bilateral. Quando unilateral, ter reação contralateral é comum e pode ser confundido com nódulos vocais.

A fonoterapia é o tratamento fundamental. O estresse, maior uso vocal, abuso vocal, maior atividade profissional refluxo gastroesofágico, crises alérgicas e alterações das vias aéreas pioram muito a qualidade vocal. Caso não haja sucesso suficiente na terapia, essa voz se mantém instável. Em caso grave, é sugerida a cirurgia para sua remoção de forma mais reduzida possível para não comprometer muito a estrutura das pregas vocais seguido de reabilitação vocal.

Diante de toda pesquisa da literatura como na clínica fonoaudiológica, esse caso se apresentou com toda combinação desses comprometimentos.

CASO CLÍNICO

A paciente A.N.A, com 46 anos, engenheira elétrica ocupando cargo profissional de chefia em uma empresa multinacional, com grande tensão no trabalho e emocional foi

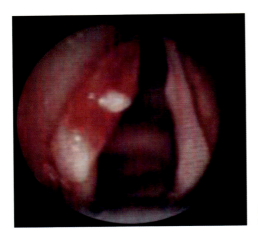

Fig. 8-7. Presença de cisto epidermoide em prega vocal direita.

encaminhada à minha clínica por seu otorrinolaringologista por queixas vocais severas por longa data com diagnóstico complexo laríngeo.

Paciente muito inteligente, ativa e de personalidade de liderança sentindo-se obrigada a se submeter a tal avaliação por imposição médica (havia possibilidade de indicação cirúrgica) e sem credibilidade ao possível tratamento, se indicado.

Paciente relatava que sempre teve voz rouca e, sempre que abusava do uso, piorava; fumante severa parando drasticamente há quatro meses; no momento, sentia sua voz constantemente grave e com fases em que era confundida com voz masculina; tinha infecção laríngea frequente – laringite crônica. Presença de constante cansaço vocal e momentos de afonia. Foi diagnosticada pelo otorrino com Edema de Reinke – grau 1; laringite crônica hipertrófica; suspeita de cisto intracordal em prega vocal esquerda; em fase de menopausa e hipotireoidismo, já em tratamento hormonal para tireoide; e presença de refluxo gastroesofágico importante com acompanhamento médico e medicamentoso, mas não aderindo de forma eficiente: com dieta alimentar relativa (alimentos e bebidas alcoólicas, especialmente vinhos – seu prazer), tornando sua evolução muito instável.

Foi realizada uma anamnese específica para disfonia, colhendo dados pessoais, de sua personalidade, de seu comportamento vocal, de sua rotina pessoal, social e profissional; uma avaliação específica da voz falada, examinando todos os atributos da qualidade vocal (qualidade vocal; postura corporal, postura específica de: ombros, pescoço, mandíbula, face, estruturas orofaciais; respiração – tipo vital e fonatório; tempo máximo de fonação dos fonemas: /s/,/z/,/e/; coordenação pneumofonoarticulatória; ressonância vocal; intensidade vocal; variação tonal; extensão vocal; análise vocal; dicção; projeção vocal; inflexão; comunicação corporal, gestual e facial; conteúdo linguístico; gravação e filmagem em fala espontânea (discurso), avaliação e leitura oral e, periodicamente, se repetindo e autoanálise de sua produção vocal constantemente.

Foi observada uma voz rouca, soprosa e áspera; uma emissão vocal que não se mantinha, alternando com momentos de afonia; cansaço vocal constante; muito esforço respiratório para manter o desequilíbrio fonatório e uso constante de ar de reserva com abastecimentos respiratórios reduzidos; grande tensão na região específica cervical; tempo máximo de fonação reduzidos: /s/= 10"; /z/= 9"; /e/= 4 "; ressonância vocal, predominantemente faringolaríngea; reduzida variação tonal com predominância em tons graves e

A VOZ ADAPTADA E ACEITÁVEL PÓS-FONOTERAPIA

poucos tons médios; intensidade vocal reduzida; projeção vocal muito reduzida; dicção moderada associando-se a um comportamento tenso e humor oscilante; contexto linguístico ótimo; comunicação corporal e gestual moderadas. Vivia muito estresse no círculo de vida familiar (relação muito tensa mãe–filho; relação paciente–familiares; relação paciente–ex-esposo) e profissional (nas demandas solicitadas, prazos de entregas limitados, interação tensa e difícil com sua equipe de trabalho).

Foi indicado fonoterapia à paciente sendo baseada no diagnóstico fonoaudiológico juntamente ao otorrinolaringológico: disfonia organicofuncional – disfonia funcional por toda sua conduta de vida, mau uso e abuso vocal; por edema de Reinke – grau 1; suspeita de cisto intracordal em prega vocal esquerda (AEMC); presença de laringite crônica hipertrófica; e quadro de refluxo gastroesofágico.

Seu planejamento terapêutico baseava-se em reduzir sua conduta hiperfuncional associando-se a técnicas de esforço vocais para coaptação das pregas vocais; e alongamento das mesmas na tentativa de atingir tons agudos pela presença do Edema de Reinke. Assim como, técnicas de relaxamento durante a fonação associando-se a técnicas de vibração e ressonância vocais em suave emissão sonora; uso de escalas musicais reduzidas tentando se estender ao longo da terapia para tons agudos, e na constante solicitação do abastecimento respiratório, reduzindo sua tensão muito presente em toda sua dinâmica vocal. Por todo tempo, estimulação da respiração (pausas respiratórias para o reabastecimento) e coordenação pneumofonoarticulatória. Está sempre foi muito difícil de conscientizar por seu comportamento hiperfuncional, observando forte autoritarismo em seu discurso se refletindo em uma hiperfunção da fonação: muito esforço vocal, especificamente em região cervical, observando regurgitamento das veias sanguíneas nessa região durante a tentativa da fonação, especialmente no início da emissão sonora; forte intensidade vocal, somando as patologias laríngeas presentes, que já limitavam muito sua fonação.

Muitas técnicas vocais foram tentadas, mas, por todo tempo, com muito diálogo por sua forma de ser e agir, refletindo de forma severa e frequente em sua vida e na voz. Conscientizando de seus abusos na vida social, profissional; tensão e estresse na vida pessoal e familiar gerando muito conflito emocional. Em muitas sessões, esse diálogo prevalecia pela tensão emocional que demonstrava e somente na parte final do atendimento era selecionado alguns poucos exercícios vocais para estimulação e orientados para repetição intensa em sua rotina.

Quando seu nível de tensão diminuía, havia um aumento de rendimento no empenho vocal mesmo sendo em tempo reduzido, mas era mais produtivo em sua dinâmica vocal. Era um aspecto muito marcante em sua terapia.

Para manter uma conversa em terapia deve-se respeitar a integridade básica do sujeito (paciente). Deve-se observar e estarmos sensíveis a isso para dosarmos o que dizer para ele poder nos ouvir (não somente escutar), ter atenção e poder refletir.

Como dizer?

Dizer (mensagem) em um ritmo lento, intensidade vocal moderada, volume moderado; pausas respiratórias bem adequadas para destacar as palavras de valor e ideias (falante). Dar maior tempo para o sujeito (ouvinte) poder receber. Assim, esse poderá sentir conhecer o dito e agir (reação).

O terapeuta deve refletir ao dizer algo não diferente demais para o outro conseguir ouvir e sentir. Do contrário, causa um desconforto grande no ouvinte, ficando desatento (menos ouvinte) e respostas (reações) mais reservadas. Esse movimento da comunicação tendo esse ritmo e modulação a cada sessão fonoaudiológica. Como também a forma e seleção das palavras auxiliam muito no ouvinte poder ouvir.

Quando utilizamos nossa fala em uma terapia, deveríamos estar sempre nos questionando: a conversa que estou tendo com essa pessoa é suficientemente lenta para que ela e eu tenhamos o tempo necessário para nossas falas internas, além da que está ocorrendo (a externa)?

Em um diálogo, há o falante que possui seu diálogo interno (o sentir, o conhecer, o agir); o diálogo externo entre o falante e o ouvinte; e esse também possuindo seu diálogo interno. Na comunicação há dois diálogos internos e um externo. São processos interativos de diálogos que funcionam de forma circular e contínua.

Em terapia psicológica por longo tempo, todas as sugestões de relaxamento mental e corporal sugeridos foram à parte da fonoterapia e bem acolhidos. Tinha uma boa aceitação da paciente. Como Yoga, Shiatsu, meditações e alongamentos sendo utilizados de forma variada e contínua, pois colaboravam muito a um maior bem-estar e menor nível de tensão global.

A paciente demonstrava certa concordância com tais sugestões e, sempre que possível, dentro de uma rotina de trabalho estressante e intensa, pois a relaxava. Seus objetivos profissionais de final de carreira eram claros: rumo a aposentadoria que tanto almejava e reprogramar sua vida.

A paciente sempre foi muito responsável à terapia em sua frequência. Havia vínculo terapêutico e de compromisso!

Houve muitas dificuldades iniciais que foram se transformando ao longo do tempo. No decorrer da terapia, se conscientizando de suas barreiras psicológicas e comportamentais. E na tentativa (que parecia ser muito difícil) sempre de superar e se mobilizar mais: a mudança comportamental.

Seu plano de trabalho inicial foi realizado baseado na redução da conduta hiperfuncional considerando as alterações laríngeas presentes. Paralelamente, iniciando algumas condutas vocais de esforço, corporais associando-se à emissão vocal variando para sons agudos visando cotação e alongamento das pregas vocais com estimulação específica da musculatura cricotireóidea e tensão da musculatura tireoaritenóidea.

Para redução da conduta hiperfuncional, foram trabalhados: relaxamento e movimentações em regiões específicas de ombros, cervical e mandíbula e de tronco com membros superiores com emissão suave de sons vibrantes; técnicas de glissandos com sons vibrantes e tentativas de variação tonal; exercícios corporais tentando emissões vocais ascendentes e valorizando a "máscara da voz como foco"; exercícios de ressonância somando a movimentos mastigatórios com suavidade e tentativas de reequilíbrio nas caixas de ressonância; ênfases nos fonemas vocálicos /u/,/o/,/i/ visando reequilíbrio ressonantal e tentativas de emissões ascendentes associando-se a movimentos corporais e em posição de pé para redistribuir as forças corporais durante a fonação; pequenas escalas musicais do som grave ao agudo e descendentes na medida do possível. Sempre tentando reduzir o impacto vocal. Este realimenta o edema vocal e a qualidade vocal se prejudica ainda mais.

Nas técnicas de esforço, enfatizados exercícios de sons agudos e hiperagudos se mesclando aos de sonorização suave posteriormente para reduzir a conduta hiperfuncional visando a aproximação das pregas vocais.

Havia uma constante estimulação na fonoterapia para desenvolver maior responsabilidade da paciente com seus cuidados e higiene vocais para auxiliar em sua recuperação.

A VOZ ADAPTADA E ACEITÁVEL PÓS-FONOTERAPIA

Muito estímulo para desenvolver maior propriocepção corporal e do trato vocal, e as consequências saudáveis e nocivas na sua saúde, voz e qualidade de vida: muito diálogo!

A.M. desde o início de fonoterapia demonstrava não dar credibilidade ao resultado: "Vim porque meu médico exigiu! Senão, terei que operar a garganta! E depois, fazer fonoterapia!"

Qualquer evolução funcional que tinha durante sua sessão ou durante a semana até a seguinte sessão não era reconhecida; muita resistência às sugestões da terapeuta; seu comportamento demonstrava muita imposição, com muita ênfase vocal, e também em seus gestos corporais indesejados; e seu semblante (sempre uma postura de chefia, fechada, séria, tensa); demonstrava condutas transgressoras – na intensidade de trabalho, muitos projetos que se envolvia, ambientes de colegas de trabalho muito tensos e indesejados; abuso na dieta alimentar e uso de bebida alcoólica, especialmente vinho que muito apreciava. Porém, paradoxalmente, muito disciplinada nas sessões quanto à frequência e pontualidade. Absolutamente aderida e quando havia dificuldades na sua presença, solicitava reposição de horário.

A terapeuta percebia um comportamento irritado constante e variação de humor; fases de depressão que verbalizava no decorrer do tratamento, tornando-se mais espontânea e confiante na relação terapêutica.

Mas também havia momentos ao se irritar e verbalizar, mostrando ironia. Como, por exemplo, em uma sessão, descreve uma semana muito tensa no trabalho com prazo curto de entrega de projetos e um engenheiro da equipe chega, cumprimentando-a e dizendo: – bom dia, A.!, e ela responde: – Bom dia? Quem disse, que será um bom dia? Está tudo aqui muito ruim! – e ri na sessão fonoaudiológica descrevendo a situação e a reação constrangida de seu colega. Esse comportamento da paciente começou a ser mais explorado nas sessões visando suavizá-la e, consequentemente, no seu corpo e voz em uma conduta mais harmoniosa. Não percebia nela essa possibilidade e quando o fazia, estranhava e se desconhecia como A.M. (sua identidade), provocando-lhe desconforto.

Em um olhar sistêmico, esse viés foi um caminho, inicialmente, muito restrito, mas que foi percebido e se ampliando na construção de sua terapia e evolução.

Seu tempo de terapia total foi longo. Teve dois períodos de fonoterapia. Os dois períodos com alta e com grande intervalo.

O primeiro período de tratamento fonoaudiológico se baseou em diminuir o impacto vocal que realimentava o edema presente e diminuía ainda mais a qualidade vocal, tentando a redução de sua conduta hiperfuncional; e a estimulação de sons hiperagudos para estimulação do músculo cricotireóideo, mais tensão da musculatura tireoaritenóidea e para auxiliar a redução do edema. Paralelamente, vinha tendo orientação médica para o refluxo que oscilava frequentemente; e para laringite crônica com seu otorrinolaringologista.

Houve evolução lenta da fonoterapia, chegando à alta com reavaliações periódicas. Após cinco anos de intervalo da primeira terapia, retorna com queixas de cansaço vocal e respiratório significativos, mas não como da primeira vez; em tratamento hormonal – reposição hormonal por decorrência da menopausa; queixas de ressecamento laríngeo; edema reduzido, mas suspeita mais evidente de cisto intracordal em prega vocal esquerda e reação contralateral em prega vocal direita. O refluxo relativamente controlado e presença de leucoplasia. Já tinha realizado um exame de endoscopia (evidenciava presença de hérnia hiatal, pólipo séssil e gastrite).

Na fonoterapia, a frequência da repetição dos exercícios indicados aumentou de forma significativa: exercícios de vibração e ressonância vocais e estimulação de sons hiperagudos de forma sucinta, repetitiva e maior orientação desses em sua rotina (agora, havendo muito mais aderência da paciente ao tratamento). Já havia construído um *set* terapêutico. A segunda fase de terapia já era outra.

Nessa fase, seus tempos máximos de fonação eram reduzidos novamente; muito esforço vocal com muita tensão de musculatura cervical para manter a sonorização, mas sem êxito. Essa fase coincidia com estresse aumentado por problemas familiares, de saúde e profissionais, de demanda de trabalho e chegando à fase de aposentadoria.

As patologias laríngeas se reduziram, o comportamento vocal era mais harmonioso, mais cuidados vocais, porém os fatores externos agravaram novamente seu desempenho vocal e as patologias laríngeas. O retorno da fonoterapia se avançou, pois não era como no início. Já tinha transformado seu comportamento vocal e havia maior envolvimento terapêutico.

Novamente, houve maior e melhor evolução em sua saúde, condições orgânicas da laringe e funcionais – vocais: redução do edema de Reinke – leve edema em pregas vocais, maior evidência do cisto vocal; laringite leve em região posterior; redução da leucoplasia (leve no terço médio das pregas vocais). Ainda havendo redução da onda mucosa durante a fonação, mas variando seu rendimento vocal de forma mais estável. Seus exames médicos, tanto otorrinolaringológicos como gastroenterológicos, mostravam-se com alterações, mas de forma mais controlada. Novo equilíbrio físico, mental e emocional.

Agora, em fase final de carreira profissional, desejando novos horizontes: fazer faculdade de filosofia que se identificava muito e já aposentada; encerrar a profissão de engenheira; sair da empresa que estava em fase final, sentiu-se muito prejudicada emocionalmente e fisicamente. Passou uma vida intercalando mais vida pessoal, social, de prazer e estudo (apreciava muito estudar e aprender). Com todas as dificuldades e instabilidades que passou, conscientizou-se da necessidade constante de dieta alimentar, cuidados vocais; exercícios básicos de vibração com fonemas /u/,/i/,/o/; ressonantais; escalas ascendentes para sons agudos e hiperagudos; tentativas de emissão na voz falada com voz de higiene vocal (que tinha muita dificuldade de mantê-la); cuidados vocais constantes.

Paralelamente, reduzindo sua terapia psicológica e agregando atividades físicas e mentais que lhe proporcionavam bem-estar e prazer.

A família nessa fase mais administrável em seus conflitos mãe–filho, mas já de forma mais amena e acompanhamento psicológico sistemático.

AM. mais feliz, vida mais equilibrada. Meio-ambiente interferindo muito na sua qualidade de vida, de rotina, de redução de estresse, de intensidade de energia corporal e vocal que antes, de forma intensa e abusiva agravava seus sintomas e saúde de forma notória!

Mantinha acompanhamentos médicos (gastroesofágico, endocrinológico, otorrinolaringológico) conduzindo o controle de suas alterações laríngeas e gastroenterológicas. Manteve contatos periódicos com sua fonoaudióloga para reavaliações e trocas de experiências de vida. Nova fase!

Conclusão

Muitas vezes, como terapeuta, esse caso clínico me trouxe muita frustração e questionamentos. O caso era grave, oscilava, regredia e não conseguia conduzi-lo para uma melhor evolução. E várias situações sendo barradas pela difícil personalidade da paciente sem encontrar outro caminho.

A VOZ ADAPTADA E ACEITÁVEL PÓS-FONOTERAPIA

Havia planejamento de terapia e, muitas vezes, limitada por não cooperação da paciente de se submeter (ser paciente) aos cuidados que necessitava e na interação terapêutica. Sua evolução começou a ser possível quando começou a se ampliar: interação, disponibilidade e aderência à fonoterapia.

Analisando todo o processo terapêutico na visão sistêmica fonoaudiológica: essa voz se tornou normal? Adaptada? Aceitável?

Esse sujeito com seu discurso, personalidade, condições orgânicas e funcionais em um contexto de história de vida e ciclo de vida que estava, atingiu sim uma voz aceitável, reduzindo as fortes influências orgânicas das patologias que portava, reabilitou as condutas ruins de vida e que influenciavam em sua voz (adaptação e transformação). Essa voz mais equilibrada passou a servi-la com maior rendimento, desempenho e em um quadro de menor desequilíbrio de produção (nunca atingiu um ideal equilíbrio), menor instabilidade, atendendo suas demandas de vida.

Considerei por todo tempo perspectivas que a fonoterapia poderia possibilitar:

A voz disfônica reduzida, a voz adaptada e a voz aceitável em um caso clínico. Em um olhar sistêmico, circular, na dinâmica do sujeito-paciente, do terapeuta-paciente, a cada sessão que a recebia, buscando mudanças, mesmo quando demonstrava esse desejo de forma mascarada.

BIBLIOGRAFIA

Behlau M, Pontes P. *Avaliação e tratamento das diagonais.* São Paulo: Iovise, 1995

Behlau M, Pontes P. *Avaliação global da voz.* São Paulo: Eppm,1990

Behlau M. *A Voz do Especialista.* Rio de Janeiro: Revinter, 2001. Vol. 1.

Behlau M. *A Voz do Especialista.* Rio de Janeiro: Revinter, 2005. Vol. 2.

Bouchayer M, Cornut G. *Phonosurgery for benign vocal lesions:* an interactive video textbook. The 3 Ears Company Ltd, Gibraltar, 1994.

Brandi E. *Voz falada:* estudo, avaliação, tratamento. Rio de Janeiro: Atheneu, 1990.

Colton R, Casper J. *Compreendendo os problemas de voz:* uma perspectiva fisiológica ao diagnóstico e ao tratamento. Porto Alegre: Artes Médicas, 1996.

Delahunty JE, Cherry J. *Experimentally produced vocal cord granulomas.* Laryngoscope,1968;78:1941-47.

Greene M, Mathieson R. *The voice and its disorders* 5th ed. London: Wurr,1989

Hirano M, Kurita S, Nakashima T. *Growth, development and aging of human vocal folds.* In: Bless Dm, ABBS JH. Vocal fold physiology. San Diego: College-hill,1983.

Kleinsasser O. The classification and differential diagnosis of epitelial hyperplasia of the laryngeal mucosa on the basis of histomorphological features. Z. Laryngol Rhino Otol 1963 May;42:339-62.

Koike S1, Uno K, Ogawa T, Mandai K, Doihara H, Moriwaki S. [Limitations in diagnosing laryngeal lesions by physical inspection as against achieving diagnoses histologically. Gan No Rinsho. 1989 Mar;35(4):493-8.

Koufman J. *Gastroesophageal reflux and voice disorders.* In: Rubin J, Sataloff RT, Korovin G, Gould W. Diagnosis and treatment of voice disorders. New York: Igaku–Shoin, 1995.

Koufman JA, Wiener GJ, Wu WC, Castell DO. *Reflux laryngitis and its sequelae:* the diagnostic role of ambulatory 24-hour pH monitoring. J Voice 1988;2:78-89.

Le Huche F. Sur le traitement et reeducation des dysphonies dysfonctionnelles. *Bull de Audiophonol* 1984;14:67-106.

Loughlin CJ, Koufman JA, Averill DB, Cummins MM, Kim YJ, Little JP, Miller IJ, Meredith JW: *Acid-induced laryngospasm in a canine model.* Laryngoscope 1996, 106:1506-1509.

Lumpkin SMM, Bishop SG, Katz PO. *Chronic Dysphagia secondary to gastroesophageal reflux disease (GERD):* diagnosis, using simultaneous dual-probe prolonged pH monitoring. J Voice 1989;3:351-5

Perello J, Miguel J S. *Alteraciones de lá voz*. Barcelona: Científico-Médici,1973

Pinho S. *Avaliação e tratamento da voz. Fundamentos em Fonoaudiologia Tratando os distúrbios da voz*. Rio de Janeiro: Guanabara-Koogan; 1998, p. 2-48

Pinho SMR. *Tópicos em voz*. Rio de Janeiro: Guanabara Koogan, 2001.

Pontes P, Behlau M, Brasil O. *Minor structural alteracions of the larynx: an attempt of classification* 6th ed .Iternacional Symposium of phonosurgeons. Anais.Venezia, 2000

Pontes P, De Biase N, Behlau M. *Vascular characteristics of tile vocal fold cover in control larynges and larynges with benign lesions*. Phonoscope 1999;2:129-35.

Sataloff RT *et al. Reflux Laryngitis and Related Disorders*. San Diego: Singular, 1999.

Sataloff RT, Speigel JR, Hawkshaw M, Rosen DC. *Gastroesophageal reflux laryngitis*. Ear Nose Throat J 1993;72:113-4.

Tarneaud J. *Précis de thérapeutique vocal*. Paris: Maloine,1955

Van Ripper C, Irwin JV. *Voice and articulation*. Englewood Cliffs: Prentice Hall; 1958

White A, Heading RC, WILSON JA, Haacke NP, Pryde A, Maran AGD, Dphil JP. *Gastroesophageal Reflux and Posterior Laryngitis*. Ann Otol Rhinol Laryngol 1989;98:405-9.

DEMÊNCIA E LINGUAGEM

CAPÍTULO 9

Danuzza Sartori

INTRODUÇÃO

Há cerca de poucos anos recebi em meu consultório uma paciente (F.R.), de 63 anos, que foi diagnosticada com demência frontotemporal. Psicanalista, tinha deixado de clinicar pois já não conseguia interagir com seus pacientes.

A família procurou meus serviços profissionais alegando problemas de formulação e produção da fala. As queixas iniciais trazidas foram: dificuldade para lembrar os nomes dos objetos, lapsos de memória, incluindo nomes de pessoas e redução de prática da leitura.

Depois de feitas algumas perguntas sobre sua família, sua profissão e seu cotidiano, iniciei a aplicação de testes fonéticos, testes de memória, atenção e percepção, leitura, interpretação e narração de fatos. Por meio dessas avaliações ficaram comprovadas suas dificuldades.

Iniciamos nosso trabalho focando nos exercícios cognitivos. Trabalhamos a memória, a leitura, ritmo da fala, escrita, além de vários exercícios de percepção. Com ajuda conseguia fazer palavras cruzadas fáceis, jogos e quebra-cabeças.

No início do tratamento, ela ainda conseguia escrever palavras ditadas e pequenas frases, sua letra era legível; mas já apresentava trocas, omissões e aglutinações.

Para nomear figuras já tinha dificuldades e, muitas vezes, não conseguia lembrar. Ficava bem aflita e reconhecia que estava com algum problema sério. Isso sempre a assustava muito.

Nesse tempo, ela andava sozinha, ainda tinha uma certa independência, mas certo dia se perdeu na rua, e isso me preocupou bastante. Conversando com a família, chegamos à conclusão de ser necessário contratar uma acompanhante para sair com ela.

Com o passar do tempo as dificuldades foram aumentando, de acordo com o desenvolvimento da doença.

Os trabalhos de leitura e escrita foram abolidos do tratamento. Alguns jogos fáceis de memória auditiva e de percepção ela ainda conseguia realizar satisfatoriamente.

Durante muito tempo ela se interessou por cantar coisas como marchinhas de carnaval, canções da MPB etc. Essa atividade se prolongou por muito tempo, e por várias vezes ela trouxe algumas canções para que ouvíssemos e cantássemos juntas.

F.R demonstrou grande alegria quando sugeri passear com ela. Fomos ao parque várias vezes, e lá ela se distraía e ficava menos ansiosa. Ao mesmo tempo, eu conseguia estimulá-la bastante, pois esse era um lugar que oferecia material interessante para desenvolvimento da linguagem. Algumas vezes, ela se lembrou de fatos e passeios da sua infância assim como do seu filho também, puxando pela memória.

Durante um desses passeios, ela demonstrou vontade de fotografar com seu celular. Quando vi as fotos, fiquei bem impressionada. Todas tinham um enquadramento correto, e os ângulos que ela procurava para realizá-las eram muito interessantes.

Resolvi imprimir algumas na copiadora e coloquei as mais bonitas em três porta-retratos. A felicidade que ela demonstrou ao ver o resultado me levou a perceber a importância que a realização de algum trabalho traz para os pacientes.

Foi aí que comecei a investir, junto com alguns exercícios cognitivos, nos trabalhos de artes.

Iniciei comprando um caderno de colorir, e ela o levava para casa para se distrair. Tinha muito bom gosto na escolha das cores e coloria muito bem.

Em seguida, pedi que procurasse em revistas imagens que a interessassem. Ela, compulsivamente, me trazia muitos recortes e selecionávamos alguns para fazer colagem. Montávamos nas folhas de cartolina, e ela conseguiu fazer coisas lindas, sempre com a maior noção de estética. Lembro-me que por várias vezes ela dizia que o meu consultório era o melhor lugar do mundo... tamanha a felicidade que vivia enquanto trabalhava.

Os comportamentos compulsivos comumente vistos em DFT podem influenciar a produção artística, levando os pacientes a obsessivas práticas em técnicas artísticas. A natureza compulsiva dos pacientes parece contribuir para seus processos artísticos.

O próximo passo foi investir nos desenhos e pinturas. Oferecia sempre o material que ela pedia: telas, tintas, aquarelas, lápis de cor, lápis de cera e canetas hidrográficas.

Isso resultou em obras lindas, e mandei estampar uma das pinturas em tecido. Com elas, uma profissional fez bolsinhas e cadernos. Alguns desses trabalhos vão ser apresentados no final deste capítulo.

DEMÊNCIA FRONTOTEMPORAL

Demência é uma palavra originada do Latim e significa falta ou diminuição da mente.

Existem vários tipos das doenças que causam perda ou redução da capacidade mental, seja ela temporária ou permanente. O processo pode afetar o paciente a ponto de ele perder totalmente a autonomia para a realização de tarefas simples. Também fica afetado o comportamento do doente, que pode mudar repentinamente de introvertido para extrovertido ou vice-versa.

Demência é uma doença que acomete o cérebro e evolui gradualmente ao longo dos anos, causando diminuição do raciocínio e memória, e pode interferir nas atividades da vida diária (p. ex: cuidar da casa, trabalho, finanças, higiene pessoal etc.)

A demência frontotemporal é uma perturbação degenerativa que apresenta um quadro clínico exclusivo, com alterações de linguagem, de personalidade e de comportamento. Tem um início insidioso e é de caráter progressivo. A perturbação frontotemporal afeta a memória, embora as habilidades visuais e espaciais possam estar relativamente preservadas, o que a diferencia da doença de Alzheimer.

Existem três síndromes que caracterizam as demências frontotemporais: a Demência do Lobo Frontal ou Doença de Pick, a Afasia Não Fluente Progressiva e a Demência Semântica. Mais tarde foram incluídas a Afasia Primária Progressiva, a Demência Frontotemporal com Parkinsonismo, a Demência Frontotemporal do Neurônio Motor e a Degenerescência Corticobasal.

As pessoas que sofrem desse tipo de perturbação têm um histórico familiar de demência, o que sugere que existe um fator genético que contribui para o aparecimento desta patologia. A duração deste tipo de demência é variada, pois, em alguns pacientes, pode atuar de uma forma progressiva durante um período de dois a três anos, enquanto noutros provoca alterações mínimas ao longo de muitos anos.

Normalmente, os seus sintomas principais revelam-se entre os 40 e os 64 anos de idade e afetam homens e mulheres.

A demência frontotemporal diz respeito às perturbações que são produzidas pela atrofia cortical que está focalizada nos lobos frontais e/ou temporais. Os lobos frontais podem dividir-se em três áreas diferentes: orbitobasal ou ventromedial, médio ou dorsolateral. A lesão em cada uma das áreas provoca manifestações clínicas diferentes nos comportamentos, emoções e habilidades humanas.

Segundo a Organização Mundial da Saúde (OMS) 47,5 milhões de pessoas morrem de algum tipo de demência a cada ano. Também são registrados, anualmente, cerca de 7,7 milhões de novos casos da doença, e esse número tende a dobrar a cada 20 anos. Desses afetados, a OMS estima que entre 60% e 70% são pessoas com Alzheimer. A organização ainda calcula que 5% a 8% das pessoas com mais de 60 anos são acometidas em algum momento da vida.

Demência é a quarta causa de morte, portanto, um problema de saúde pública. A vida média de um brasileiro é de setenta anos, quando associada às péssimas condições de sobrevivência enfrentadas pela maioria da população, e aumenta a incidência de novos casos de demência em países em desenvolvimento.

A prevalência da demência aumenta de forma significativamente maior em países em desenvolvimento como o Brasil, se comparada aos números da Europa Ocidental e Estados Unidos.

De acordo com o National Health System (Sistema Nacional de Saúde) do Reino Unido, essa demência é causada pelo acúmulo anormal de proteínas nos lobos frontais e temporais do cérebro. Nesses casos, a substância acumulada se torna tóxica e começa a atacar as células cerebrais. O que causa essa acumulação atípica de proteínas ainda não é identificado. O órgão cita que esse tipo de demência tem ligações genéticas e estima que até 40% dos casos tem histórico da doença na família. Infelizmente, a demência frontotemporal não tem cura nem tratamento que impeça a evolução de sua ação destrutiva no cérebro. Portadores da doença podem tomar antidepressivos para estabilizar o comportamento social. Na maioria dos casos, é recomendado que o paciente se mantenha ativo física e mentalmente, com terapia ocupacional ou atividades terapêuticas. A terapia com psicólogos também é recomendada não só para o paciente, mas para os familiares ou envolvidos, com a finalidade de minimizar o impacto de uma doença fatal.

Sintomas Principais

As pessoas que sofrem desta desordem mental têm muitos problemas comportamentais e sociais. Dos sintomas principais que a caracterizam, destacam-se os seguintes:

- Dificuldade em se manter socialmente ativo.
- Incapacidade de manter relações interpessoais.
- Comportamento compulsivo e repetitivo.
- Ter uma conduta social pouco apropriada, uma vez que demonstra não saber estar em público.
- Perda de inibição.

- Alterações na fala e no discurso. Confusão e troca de palavras com significados distintos. Dificuldade de formar frases.
- Descuido da higiene pessoal.
- Aumento do apetite. Mudança repentina de preferências alimentares e más maneiras à mesa.
- Apresentação de reflexos primitivos, como o de preensão palmar, de sucção e de projeção tônica nos lábios.
- Sintomas semelhantes à doença de Parkinson, como: dificuldade de movimentos, tremores, rigidez dos membros e do tronco, instabilidade postural, perda de equilíbrio e de coordenação, entre outros.
- Perda de memória.
- Apatia, desordem do pensamento e mudança de personalidade.
- Irritabilidade e agressividade.
- Falta de entusiasmo.

Diagnóstico

O diagnóstico da demência frontotemporal apresenta determinados elementos clínicos que caracterizam esta perturbação. São eles:

- Início insidioso e evolução lenta.
- Perda precoce de consciência pessoal e social.
- Incapacidade de introspecção.
- Sinais precoces de desinibição, uma saúde sexual fragilizada e descontrolada, comportamentos violentos, entre outros.
- Rigidez mental e inflexibilidade.
- Comportamentos infantis.
- Condutas estereotipadas e perseverantes.
- Hiperoralidade.
- Impulsividade, distração e falta de persistência.
- Uso e exploração descontrolada de objetos.
- Alterações afetivas:
  - Depressão, ansiedade, pensamentos suicidas, delírios e alucinações constantes.
  - Hipocondria e preocupações somáticas extremas.
  - Falta de empatia.
  - Inércia e falta de espontaneidade.
  - Alterações da fala.
  - Redução progressiva e estereotipada da fala.
  - Ecolalia.
  - Mutismo tardio.

O reconhecimento da demência frontotemporal baseia-se em uma avaliação clínica constante, e esta deve ser suportada pela realização de exames neuropsicológicos e estudos distintos da imagem cerebral. Nos exames neuropsicológicos, tanto funcionais como estruturais, os pacientes afetados podem apresentar resultados normais ou levemente patológicos. Estes exames assumem, assim, uma importância extraordinária, pois identificam e separam as funções cognitivas deterioradas das intactas. Contudo, as funções cognitivas são difíceis de avaliar em virtude das alterações emocionais do paciente e da eventual disfunção da fala que ele possa ter.

Linguagem e Demência Frontotemporal

A demência frontotemporal (DFT) é a quarta demência mais frequente no mundo e a segunda mais frequente em indivíduos com idade inferior a 65 anos. Como sabemos, caracteriza-se por alterações de personalidade, comportamento e linguagem, em virtude da presença majoritária de atrofia nos lobos frontal e parietal no estágio inicial.

A demência frontotemporal atinge a parte do cérebro responsável pelo desenvolvimento da linguagem e senso de organização e planejamento.

Apesar de apresentar uma topografia bem delineada, os indivíduos com DFT exibem alterações neuropsiquiátricas bastante heterogêneas, a depender da localização, do grau de atrofia da área cerebral afetada e do histórico de saúde. Neste cenário, a linguagem tem sido apontada na literatura como uma das mais importantes alterações na DFT. Isto porque a linguagem, escrita ou falada, permite coletar indícios a respeito do estado cognitivo do indivíduo, muito embora a correlação entre a fala e a cognição não seja direta.

Indivíduos com DFT podem apresentar desajustes em suas práticas sociais cotidianas, decorrentes não apenas de uma alteração comportamental, mas também em virtude da manifestação de uma fala desalinhada, com perda de motivação de comunicação ou excesso de produção verbal. Neste sentido, segundo a literatura neuropsicológica, indivíduos com DFT apresentam, sobretudo, dificuldades de uso social da língua, marcada pela quebra de regras conversacionais e desconsideração do enunciado antecedente. Longitudinalmente, há uma progressiva diminuição da fluência verbal, presença de circunlóquios, repetições (ecolalia) e estereotipias, acompanhadas de declínio de compreensão verbal, até o estágio final, em que há total ausência de comunicação.

Na demência, fragmentos vindos de textualidades diversas irrompem na fala e a desencaminham. Na maioria das vezes, os demenciados não se dão conta imediatamente dos deslizamentos desestruturantes, deixando o discurso à deriva.

Vamos detectar no paciente: problemas para encontrar palavras, dificuldade para nomear objetos, dificuldade para escrever um pequeno texto, prejuízo na compreensão de instruções, dificuldade para sustentar a conversação e para completar sentenças, tendência para repetir ideias, problemas na compreensão da leitura, problemas de completar sentenças, problemas de sentenças sem sentido, diminuição da fala (conversação), assuntos inadequados, tendência para interpretações literais.

Algumas características encontradas na linguagem e no discurso, presentes em conjunto ou de formas isoladas: falta de coerência (não harmonia entre dois fatos), não contextualização, não respeito à troca de turnos dos interlocutores (um fala e o outro aguarda), repetição do que já foi dito etc. Além disso, há alteração progressiva da compreensão verbal (entender o que as pessoas estão falando), organização temporoespacial (não saber dia, mês, ano, hora e até mesmo onde está).

O terapeuta, assumindo o seu posto no lugar de interlocutor privilegiado, deve reconhecer tanto uma língua em funcionamento quanto um indivíduo que, apesar dos déficits linguísticos-cognitivos, ainda consegue assumir seu papel de falante.

Na clínica fonoaudiológica, baseada na perspectiva histórica e social da linguagem, o diálogo travado entre indivíduo com DFT e seu terapeuta, acerca de suas interações diárias em outros contextos sociais, oferece um maior conhecimento sobre a dinâmica de papéis dos interlocutores na construção do sentido. Isto porque o terapeuta toma o indivíduo com DFT como um gerenciador de seus enunciados, incentivando-o a contar e a realizar tarefas cotidianas a ele significativas que visam, sobretudo, a viabilização de estratégias conversacionais que favoreçam a interação verbal, porque são próprias.

Os sintomas de linguagem na DFT são geralmente comparados com falas afásicas. É bastante frequente afirmar que, no primeiro estágio, os sintomas assumem natureza de uma fase anômica. Ou seja: pacientes têm fala fluente, articulada e sintaticamente preservada; no estágio intermediário, a linguagem torna-se parafásica. As frases são interrompidas (e abandonadas) e muitas são confusas. Cumnings (1985) sustenta que as alterações de linguagem nesse estágio são similares àquelas de afasia transcortical sensorial ou da afasia de Wernicke. No estágio final, há diminuição significativa da fala, presença constante de automatismos, queda acentuada de compreensão, perda da capacidade de leitura e escrita e tendência ao mutismo. Esse quadro lembraria uma afasia global.

Além da descrição de sintomas por estágios da doença, a frequência e a ordem de aparecimento também são considerados, quais sejam: problemas para encontrar palavras, dificuldade para nomear objetos, dificuldade para escrever uma carta, prejuízo na compreensão de instruções, dificuldade para sustentar a conversação, problemas para completar sentenças, tendência para repetir ideias, problemas de compreensão das leituras, sentenças sem sentido, diminuição da fala (conversação), assuntos inadequados (impróprios), tendência para interpretações literais.

AVALIAÇÃO

O exame do estado mental revela a integridade das habilidades cognitivas cuja capacidade intelectual facilita o pensamento, percepção, comunicação e resolução de problemas. Na avaliação do exame do estado mental, o terapeuta, diante de um paciente sofrendo de demência, precisa adotar uma estratégia cujo objetivo é encontrar o déficit intelectual e ou emocional. Quando possível, o examinador deve ter empatia com o paciente para que ele se sinta como você, e simpatia, para que se sinta com você. A fim de obter completa cooperação do paciente, o terapeuta deve prepará-lo com perguntas para esse fim. De outra maneira, a primeira reação poderá gerar um atordoamento ou medo por causa da implicação da mente doente que, geralmente, tem uma tendência a temer perseguição. Cada componente do comportamento e da cognição tem seu lado objetivo expressado nas ações e respostas cognitivas produzidas por estímulos adequados; e seu lado subjetivo, expressado no pensamento e sentimento descrito pelo paciente em relação com os estímulos. Menos acessível para o examinador, porém possível de ser estudado pelas perguntas repetidas do paciente, é o constante fluxo interno do seu pensamento, memória, planejamento e outras atividades psíquicas que mantêm uma pessoa alerta, que podem estar desorganizados em quantidade ou qualidade alterados pela doença cerebral.

Na demência, o prejuízo se dá no plano discursivo, que apresenta falhas. Um dos testes utilizados por especialistas pede que o paciente descreva uma sequência de imagens que representam uma história. Quando não há comprometimento cognitivo, é provável que essa descrição seja fragmentada, como se não houvesse relação entre os quadros. A pessoa descreverá cada um deles sem chegar a um nível satisfatório de significação. Os testes buscam mudanças nas habilidades cognitivas e funcionais do paciente comparando a forma como age agora e como costumava ser.

Há uma gama enorme de indicadores: memória, orientação, concentração, resolução de problemas, habilidades em casa e atividades fora dela, tomada de decisões, hábitos de higiene pessoal, alterações no comportamento e personalidade, habilidades de linguagem e comunicação.

DEMÊNCIA E LINGUAGEM

Os componentes mentais e de comportamento que são examinados são:

- *Atenção:* é a capacidade para enfocar, manter e apropriadamente mudar a atividade mental. O estado de alerta e a capacidade de concentração contribuem para o seu funcionamento. Distúrbios de atenção podem ser percebidos durante a consulta, e todos os déficits cognitivos devem ser cuidadosamente interpretados.
- *Percepção:* é o processo pelo qual o indivíduo adquire conhecimento sobre o mundo ou sobre si. Isso envolve muito mais do que um simples processo sensorial. Novos estímulos ativam o córtex específico e áreas de associação onde são estocados os códigos de representação passada desses estímulos. A percepção pode ser obtida durante as respostas do paciente frente às perguntas feitas sobre os principais sintomas. P. ex.: Qual é a sua maior dificuldade? Você está doente? Quando você começou a adoecer?
- *Orientação pessoal:* está relacionada com o conhecimento da identidade do paciente e sua situação presente: qual é o seu nome, endereço, localização atual (prédio, cidade, estado) qual a sua ocupação, estado civil?
- *Orientação espacial:* qual o nome do lugar que você está agora? Como você chegou aqui? Qual o andar que você está? Onde é o banheiro?
- *Orientação temporal:* qual é o dia de hoje (dia da semana, data do mês, ano)? Que horas são? Que refeição você fez? Quando foi o último feriado? As perguntas que foram feitas foram construídas a partir do relato pessoal sobre as atividades cotidianas do paciente.
- *Memória antiga:* nome do seu ex-marido, nome da sua mãe, nome do seu pai, nome de suas escolas e faculdade, você se lembra do seu primeiro emprego?
- *Memória recente:* o que você comeu hoje no café? Como você veio para cá? Você sabe me dizer alguma notícia do que aconteceu hoje? Contar ao paciente uma história, ou escrever e pedir a ele para recontá-la.
- *Memória de lembrança imediata:* repita os números (série de números), repetir a série de números na ordem inversa, repetir séries de cinco palavras. Repetir palavras em sequência, primeiro de três palavras, evocar as palavras, fechar os olhos e escrever uma frase, copiar triângulos.
- *Fluência semântica:* pedir para dizer nomes de animais, flores, frutas, vegetais, marcas de carro, o máximo de itens que puder.

Na avaliação fonoaudiológica inicial as perguntas que foram feitas foram construídas a partir do relato pessoal sobre as atividades cotidianas da paciente. Apresentava uma fala reduzida e utilizava sinais de especularidade. A noção de especularidade caracteriza a relação dialógica e ocorre quando um dos interlocutores realiza um espelhamento da fala do outro. Por exemplo, na aquisição de linguagem, a criança introduz partes do enunciado do adulto em seu próprio enunciado.

As dificuldades apontadas nessas avaliações evidenciam distúrbios no acesso de termos funcionais e lexicais – que acabam por repercutir diretamente no nível pragmático do indivíduo, levando a uma maior dependência dos enunciados do interlocutor – elas também revelam uma fala telegráfica (também denominada de fala reduzida) que pode também ser analisada como uma alternativa do indivíduo para lidar com suas dificuldades de seleção e de combinação.

Como a DFT é uma doença degenerativa, vê-se também, depois de um tempo, que a pessoa não consegue mais produzir sem ajuda do interlocutor enunciados fluentes.

Em um primeiro momento, F.R conseguiu alcançar seu intuito discursivo por meio de estratégias, pausas e das minhas intervenções colaborativas.

Mais tarde me chamaram a atenção as ocorrências de repetição. Podemos observar, contudo, que, embora essas repetições apresentem inadequações de concordância verbal, elas não são meras transposições da fala do interlocutor e, portanto, não representam um déficit em si nem um fenômeno da repetição dita patológica como a preservação e a ecolalia. Ao contrário, indicam, em meio aos déficits linguísticos decorrentes da DFT, um trabalho discursivo do indivíduo, da seleção de recortes da fala do seu interlocutor em favor da construção do seu próprio enunciado.

Em suma, conclui-se que a análise dialógica da linguagem na DFT permite compreender as alterações da linguagem durante a progressão da doença, bem como os mecanismos desenvolvidos para manutenção do fazer-dizer, evidenciando uma intenção comunicativa do indivíduo com DFT, mesmo em uma fase mais avançada da doença. Conclui-se ainda que o fazer-dizer do indivíduo está inter-relacionado, cada vez mais, à colaboração do interlocutor na construção de sentidos, na compreensão ativa do que o indivíduo com DFT enuncia, seja por meio de signos verbais ou não. Assim, amplia-se o olhar da produção verbal destacada do indivíduo para a compreensão de uma produção linguística contextualizada às condições de produção verbal, ao interlocutor e à história do indivíduo, que compõe a cena enunciativa dessa produção.

O terapeuta, assumindo seu posto no lugar de interlocução privilegiada, deve reconhecer tanto uma língua em funcionamento quanto o indivíduo que, apesar dos déficits linguístico-cognitivos, ainda consegue assumir seu papel de falante.

ARTE COMO ENFOQUE NA TERAPIA

Considerando a felicidade de F.R. em vir trabalhar comigo, fui lhe oferecendo o consultório para que realizasse trabalhos artísticos. Enquanto trabalhávamos juntas eu a estimulava com perguntas, provocando respostas e, muitas vezes, reações de alegria, raiva, cansaço, tristeza e desejos.

Em alguns casos de demência frontotemporal, a doença pode favorecer a emergência de um novo talento artístico, fenômeno este conceitualizado como uma facilitação paradoxal em decorrência de uma desinibição de áreas cerebrais responsáveis por processamento visuoespacial, liberando, assim, o paciente de convenções sociais com o aumento da motivação e do prazer.

As doenças neurodegenerativas por meio das lesões em diferentes categorias vêm proporcionando o desenvolvimento de pesquisas ligadas à percepção visuoespacial, à imagem visual, à memória motora e aos processos artísticos no cérebro.

A arte de reabilitação neuropsicológica entra como mais um recurso reorganizando as funções cerebrais, estimulando diversos circuitos neurais, ampliando redes e processos criativos altamente motivacionais e abrindo novos campos de interesse. Os objetivos têm como foco maior as competências (para combater o sentimento de impotência e validar emoções), além dos objetivos de minimizar danos comportamentais, sustentar as bases da personalidade, a identidade, a autoestima e promover a comunicação não verbal.

Segundo Jaqueline Abrisqueta (2011), a arte tem um poder organizador e equilibrador, possibilitando ao paciente o encontro com a beleza própria por meio de suas produções e, com isso, com a sua identidade. Acima de tudo a pintura e o desenho oferecem uma atividade suportiva, estruturada, agradável, produtiva, com a qual o paciente pode lidar, favorecendo-lhe a autovalorização e a satisfação e o aprimoramento das funções motoras e cognitivas.

Nos pacientes com quadro não progressivo, é possível restaurar funções cognitivas acometidas. No entanto, nas doenças progressivas, essa possibilidade ocorre em algumas fases sendo depois perdida a função.

A busca da beleza por meio de técnicas específicas é fundamental para a autoestima, bem-estar, tranquilidade e memória afetiva das imagens. As obras como resultado simplificado podem ser associadas à história de grandes artistas.

No início dessas doenças, a arte tem um papel de estimulação cerebral e pode, então, ser aplicada com base nas abordagens da reabilitação cognitiva. A decisão de trabalhar com as artes em uma etapa mais avançada das doenças degenerativas depende do quadro do paciente. As funções que ficam comprometidas variam. Alguns pacientes não conseguem mais decodificar uma imagem.

CONCLUSÃO

Quando iniciei meu trabalho com F.R., foquei em observar cuidadosamente suas dificuldades, não só na área da linguagem como em seu comportamento. Nos primeiros encontros, fiz questão de não demonstrar que ela estava sendo testada. Nossas conversas eram informais, e ela sempre demonstrava uma grande necessidade em me narrar fatos de sua vida, seu casamento, seus namoros, suas relações familiares e muita saudade de seu pai, que era constantemente citado em seus relatos. Esses fatos eram apresentados de maneira entrecortada com outros assuntos completamente sem propósito. Eu ia costurando um fato ao outro e de uma certa maneira conseguindo entender o que ela queria dizer. F.R tinha muita saudade de trabalhar no seu consultório e perguntava com insistência se um dia iria retornar às suas atividades. Isso a deixava sempre muito angustiada, e eu fazia de tudo para desviá-la desse assunto.

No meio do seu tratamento, ela me convidou para sua festa de aniversário. Reuniu vários amigos, e eu fiz questão de mostrar a eles alguns de seus trabalhos de colagem.

F.R. ficou muito alegre com tantos elogios. Isso a motivou ainda mais para pedir com frequência que fizéssemos trabalhos com todos os recursos possíveis de artes visuais.

Investi nisso com muita vontade, e ela executou trabalhos lindos.

A conclusão principal desse novo enfoque de atendimento foi observar a mudança, quase radical, do meu trabalho de fonoaudióloga. Em um determinado momento, já não dava mais para ficar abordando trabalhos relacionados à área cognitiva, pois a cada sessão as dificuldades iam só aumentando.

Essa nova terapia lhe trouxe muita alegria. Além disso continuamos nossos passeios, e ela se mostrava sempre muito animada a fotografar e a colher materiais para suas colagens.

Fez pinturas e desenhos muito criativos. Como já foi dito anteriormente, um desses trabalhos foi utilizado em estampas de tecido e azulejos. Com esse tecido foram criados caderninhos e *necessaires*.

Agradeço muito a Deus por ter me guiado para realizar um trabalho tão gratificante.

Ficou bem claro que um atendimento fonoaudiológico pode ser alterado, ou melhor, acrescido de alguma forma, com a finalidade de promover entusiasmo, alegria e algum significado para uma portadora de DFT, essa doença tão cruel.

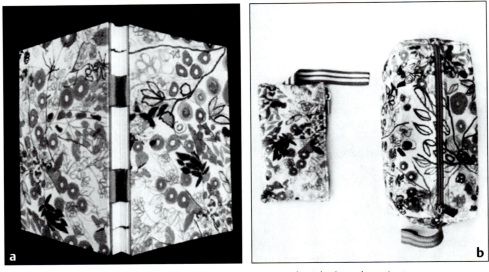

Fig. 9-1. (a, b) Trabalhos feitos com estampas desenhadas pela paciente.

DEMÊNCIA E LINGUAGEM

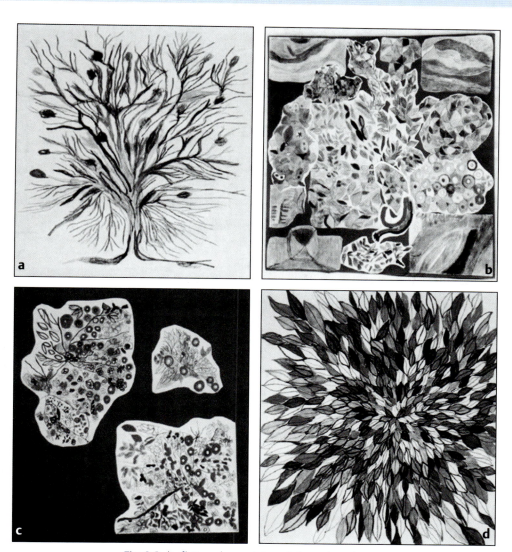

Fig. 9-2. (a-d) Desenhos e pinturas feitos pela paciente.

BIBLIOGRAFIA

Abrisqueta J. *Reabilitação Neuropsicológica:* Abordagem Interdisciplinar e Modelos Conceituais na Prática Clínica. Edição Digital. São Paulo: Artmed, 2011.

Assencio-Ferreira VJ. *Neurologia e Fonoaudiologia.* São José dos Campos: Pulso Editorial, 2003.

Badía M. *Las artes visuales en personas con demencia:* revisión sistemática. Arte, Individuo y Sociedad. Vol. 29 (Núm. Especial). Madrid: Universidad Complutense de Madrid, 2017:9-23.

Caixeta L, Teixeira Al. *Neuropsicologia Geriátrica:* neuropsiquiatria cognitiva em idosos. Porto Alegre: Artmed, 2014.

Douglas CR. *Fisiologia aplicada a fonoaudiologia.* Rio de Janeiro: Guanabara Koogan, 2006.

Douglas CR. *Tratado de fisiologia aplicada às Ciências Médicas.* 6. ed. Rio de Janeiro: Guanabara Koogan, 2006.

Fornazzari L, Ringer T, Ringer L, Fischer CE. Preserved drawing in a sculptor with dementia. The Canadian Journal of Neurological Sciences. *Can J Neurol Sci.* 2013,40:736-737.

Gonçalves e Silva GE, Valença MOS. *Neurologia clínica.* 1. ed. Recife: Editora Universitária-UFPE, 2003.

Miller BL1, Boone K, Cummings JL, Read SL, Mishkin F. Functional correlates of musical and visual ability in frontotemporal dementia *Br J Psychiatry.* 2000 May;176:458-63.

National Health System. Demência frontotemporal. In: Fortíssima. Saiba como diagnosticar a demência frontotemporal. Disponível em: https://fortissima.com.br/2015/06/22/saiba-como-diagnosticar-demencia-frontotemporal-14701057/

Organização Mundial da Saúde. Índice de mortes por demência. In: Fortíssima. Saiba como diagnosticar a demência frontotemporal. Disponível em: https://fortissima.com.br/2015/06/22/saiba-como-diagnosticar-demencia-frontotemporal-14701057/

Romero SB. Intervenção fonoaudiológica nas demências. In: Ortiz KZ (org.) *Distúrbios neurológicos adquiridos:* linguagem e cognição. São Paulo: Manole, 2005:312-319.

Silva FM. *Música e reserva cognitiva:* Uma nova perspectiva no viés da Plasticidade Cerebral dentro da Fonoaudiologia. Monografia. Itaperuna: Faculdade Redentor, 2012.

Ucedo DM, Santos KP, Santana APO. *A linguagem na Demência Frontotemporal: uma análise à luz da Neurolinguística Enunciativo-Discursiva.* São Paulo: CoDAS, 2017;29(4):e20160154.

ALTERAÇÕES VOCAIS NOS IDOSOS

CAPÍTULO 10

Maria Silvia Câmara Vianna

INTRODUÇÃO

O envelhecimento populacional é uma das mais significativas tendências demográficas do nosso século. No Brasil, há 30 milhões de idosos, segundo o IBGE. 15% da população brasileira têm 60 anos ou mais. Com uma sociedade cada vez mais envelhecida, surgem novos desafios para a área da saúde, pois grande número de idosos são ativos até mesmo na idade avançada. Quando a voz se torna um problema para o idoso, pode impedir seu convívio social, sua atividade profissional e sua comunicação. A voz pode se modificar com o passar dos anos, porém, nem sempre espelha as mudanças rápidas que podem ocorrer no comportamento físico corporal. Indivíduos idosos em boas condições físicas, possuem uma voz semelhante em suas características à de falantes mais jovens. Para outros idosos a voz demonstra os efeitos do envelhecimento.

Presbifonia é a designação dada ao processo de envelhecimento da voz. A voz envelhece, com perda de força, velocidade, estabilidade e precisão articulatória, com maior ou menor impacto vocal. A qualidade vocal se modifica com o passar dos anos. Pode-se dizer que a qualidade vocal é a impressão global agradável ou desagradável, emitida pelos sons de um falante por meio de sua voz. Esta qualidade depende da interação adequada entre as forças aerodinâmicas pulmonares, as forças mioelásticas laríngeas e a dinâmica articulatória. Alterações em qualquer uma destas áreas reduzem o sucesso do ouvinte. Principais achados na presbilaringe, em idosos, são atrofia e arqueamento das pregas vocais, mudança no padrão vibratório das pregas vocais, fenda fusiforme e edema, que contribuem significativamente para alterar a qualidade vocal do falante. As alterações estruturais da laringe, como calcificação, ossificação gradual das cartilagens e atrofia de músculos, resultam em uma menor eficiência biomecânica de todo o sistema. Através dos músculos laríngeos é que os ajustes produzem variações na altura do tom, demonstrando as emoções.

Visualização da laringe com alterações que indicam a presbilaringe, como a atrofia das pregas vocais que se encontram arqueadas, medialização compensatória das bandas ventriculares, edema das pregas vocais, principalmente em mulheres, motivados por problemas hormonais (Fig. 10-1).

A voz pode-se tornar trêmula, rouca, soprosa, com pouca projeção. Esta deterioração vocal depende de cada indivíduo, de sua saúde física e psicológica e de sua história de vida.

107

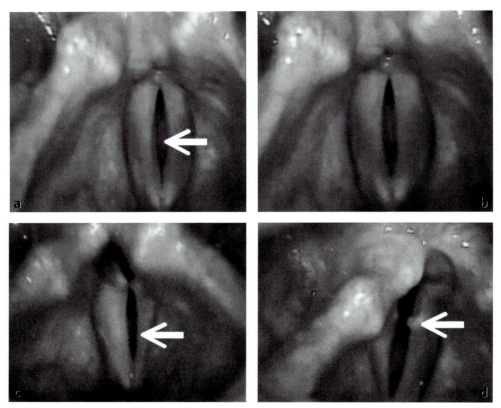

Fig. 10-1. Presbilaringe. (**a**, **b**) Observar a má coaptação (seta). (**c**) Atrofia de prega vocal esquerda e (**d**) granuloma funcional compensatório. Fonte: *Revista HUPE-UERJ*.

Com o natural envelhecimento surge o declínio de várias funções relacionadas com a comunicação, como a respiração, a articulação, a deglutição, a audição e a voz, apresentando variações de acordo com cada um.

Deve-se compreender a presbifonia como um processo normal de envelhecimento, não a um transtorno vocal, embora, muitas vezes, seja difícil estabelecer um limite sobre o que é o processo vocal fisiológico da idade e o que é um transtorno vocal estabelecido.

Nem sempre o idoso com problema de voz tem presbifonia. Quando o paciente idoso se queixa da sua qualidade vocal, é necessário investigar sobre patologias, etiologias diferentes, como doenças neurológicas, refluxo gastroesofágico e outras, que podem afetar a produção da voz, podendo não ser problemas laríngeos que tenham a ver com envelhecimento. Isto será pesquisado na anamnese completa.

As principais queixas apresentadas por pacientes idosos, referem-se a alterações na frequência fundamental, voz mais aguda para os homens e mais grave para as mulheres, diminuição da intensidade da voz, dificuldade na comunicação e redução da inteligibilidade da fala. A disfonia por tensão muscular pode ser encontrada geralmente por tentativa de compensar possíveis fendas, mudança na frequência vocal ou alguma limitação.

ALTERAÇÕES VOCAIS NOS IDOSOS

As mudanças fundamentais no envelhecimento, muitas vezes, podem modificar o som da voz falada e cantada. Em cantores mais velhos, essas alterações podem incluir soprosidade, perda de amplitude, alteração das características de vibração, desenvolvimento de tremores, perda do controle da respiração, fadiga vocal, imprecisões de *pitch*, e outras características indesejáveis. Os ouvintes podem diferenciar pela voz entre os jovens e idosos, porque o envelhecimento afeta o tom vocal, *loudness* e qualidade, embora os efeitos possam ser altamente variáveis.

No sexo masculino, a frequência fundamental da voz diminui ao se aproximar a meia idade, por efeitos dos hormônios masculinos e, então, sobe aproximadamente 35 Hz, até alcançar 130-160 Hz por volta dos 65 anos. Este crescimento é atribuído à atrofia muscular e ao enrijecimento das pregas vocais encontrados após o envelhecimento. No sexo feminino, a frequência fundamental se mantém por volta de 200-260 Hz até a menopausa. A partir desta, há uma queda de 10 a 50 Hz, resultando em frequência de 150-190 Hz após os 65 anos.

A intensidade da voz é afetada pela diminuição da resistência das vias aéreas com o envelhecimento. Há dificuldade na manutenção da intensidade pela incapacidade de aproximação completa das pregas vocais durante a fonação, justificada pela atrofia muscular. Quando comparadas com os homens idosos, as mulheres idosas demonstram maiores valores de resistência das vias aéreas na laringe, com vários níveis de pressão, com aumento particularmente acentuado nos níveis de alta intensidade. Especula-se que a combinação de uma laringe fisicamente menor, com a maior taxa vibratória das pregas vocais, poderia explicar estes valores maiores.

Quando os níveis de intensidade máxima de produção da vogal são comparados, tanto homens e mulheres, apresentam reduções com a idade avançada. A intensidade da voz depende da pressão de ar subglótica, quantidade de fluxo aéreo e resistência glótica.

CASO CLÍNICO

- **História:**
  - Paciente R.P., 88 anos, Advogado aposentado; foi encaminhado por sua filha para avaliação, pois queria investir no pai para melhorar sua comunicação, onde dizia perceber dificuldades na sua fala.
  - O paciente apresentava saúde controlada, dificuldade de locomoção, perda auditiva moderada fazendo uso de aparelho auditivo do lado direito. Mostrava-se muito interessado, com alto padrão cultural, uma família grande e uma esposa jovem.
  - Queixas: voz com pouca intensidade, monótona, pigarro, sialorreia e algumas distorções em estruturas da fonação.
- **Provas terapêuticas:**
  - Emissão dos sons da fala.
  - Tempo máximo de fonação.
  - Relação s/z.
  - Qualidade da emissão.
  - Extensão vocal.
  - Intensidade vocal.
  - Articulação.
  - Ritmo e velocidade.
  - Resistência vocal.
  - Estruturas da fonação.

- **Conduta terapêutica:**
  - Foram observados dados de higiene vocal e aconselhamentos sobre postura, ambiente, distância entre falante e ou into.
  - Abordamos técnicas diversas de Métodos corporais, orgãos fonoarticulatórios, da fala, de sons facilitadores e métodos de competência fonatória.
  - O Método Lee Silverman também foi utilizado, visando melhoras na emissão monótona, na inteligibilidade da fala, imprecisão articulatória e melhor adução das pregas vocais.
- **Conclusão:**
  - O objetivo principal, uma qualidade vocal melhor foi alcançada com aumento da intensidade e projeção da voz. As alterações de estruturas da fonação reduziram e a sialorreia também.

CONCLUSÃO

O envelhecimento é inerente a todos. A perda de massa e tônus muscular que ocorre com o corpo e que também se manifesta na laringe pode ser retardada ou tratada. O grau de deterioração vocal, varia em cada indivíduo. A limitação da fala no idoso pode ocasionar vários transtornos no seu desempenho social e profissional. O objetivo da fonação é a comunicação entre as pessoas. Para que haja sucesso entre o falante e o ouvinte é necessário, entre outras condições, uma boa qualidade vocal. A conduta na reabilitação vocal é a terapia de voz, aconselhamento, ajudando a entender as alterações que ele apresenta e outros recursos. Os exercícios devem dar ênfase a respiração, suporte abdominal, relaxamento e ressonância para melhorar a audibilidade. O tratamento indicado para presbifonia e presbilaringe seguramente é a reabilitação vocal.

BIBLIOGRAFIA

Behlau M, Pontes P. *Avaliação e tratamento das disfonias*. São Paulo: Lovise, 1995.

Behlau M. *Voz*: O livro do especialista. Rio de Janeiro: Revinter, 2005. Vol. 2.

Brandi E. *Educação da voz falada*. São Paulo: Atheneu, 1984.

Colton R, Casper J. *Compreendendo os problemas de voz*: uma perspectiva fisiológica ao diagnóstico e ao tratamento. Porto Alegre: Artes Médicas, 1996.

IBGE. Estatística sobre o número de idosos no Brasil. In: *Jornal O Globo*, 2018.

Meirelles RC, Back R, da Cruz FC. *Presbifonia*. Rio de Janeiro: Revista HUPE-UERJ, 2012; Vol. 11, n. 3.

Russo I, Behlau M. *Percepção da fala*: análise acústica. São Paulo: Lovise, 1993.

Russo I. *Acústica e psicoacústica aplicadas à fonoaudiologia*. 2. ed. São Paulo: Lovise, 1999.

ÍNDICE REMISSIVO

Entradas acompanhadas por um *f* ou *q* em *itálico* indicam figuras e quadros, respectivamente.

A

AEMC (Alterações Estruturais Mínimas da Cobertura das Pregas Vocais), 86, 89
Afasia
  adquirida, 22
    características, 22
    diagnóstico, 23
    etiologia, 23
    prognóstico, 23
    recuperação, 24
  infantil, 26
    caso clínico, 26
Alteração(ões) Vocal(is)
  em músicos, 69-74
    de instrumentos de sopro, 69-74
      elementos que participam, 70*f*
      língua na posição I, 71*f*
      posições, 72*f*, 73*f*
        da laringe, 73*f*
        da língua, 72*f*
        do pescoço, 73*f*
      postura, 70*f*
  nos idosos, 107-110
    caso clínico, 109
      conduta terapêutica, 110
      história, 109
      provas terapêuticas, 109
Aquisição
  da linguagem, 1, 2, 9
    equívocos, 2
      no uso da sintaxe, 2
      usando a fonologia, 2

usando a morfologia, 2
      usando as sílabas, 2
    fatores que podem alterar a, 9
Arte(s) Cênica(s)
  preparação vocal nas, 63-67
ATM (Articulação Temporomandibular), 72
Atrofia
  de prega vocal, 108*f*
Áudio-Mudez
  fisiológica, 14
    definição, 14
    diagnóstico, 14
Autismo
  aspectos no, 18
    linguísticos, 18
    não linguísticos, 18
  características, 17
    SA, 17
  caso clínico, 25
  etiologia, 18
  prognóstico, 19

B

Bar & Bat-Mitzvá
  cerimônia de maioridade religiosa judaica, 53-61
    voz do pré-adolescente na, 53-61
      considerações sobre, 58
      fisiologia da voz, 56
      inicio da vida adulta, 53
      mudanças na, 57
        de meninas, 57

de meninos, 57
voz na cerimônia, 60
Brincar, 43

C

Coaptação
má, 108f
Conotação
positiva, 43
Cópia
evolução da, 8f
nas crianças, 8f
conforme a idade, 8f
Cor(es)
percepção das, 7
desenvolvimento da, 7
Corda(s) Vocal(is)
inflamadas, 87f
laringe e, 87f

D

Deficiência
auditiva, 20
características, 20
etiologia, 22
prognóstico, 22
Deficiência
mental, 15
características, 15
definição, 15
etiologia, 16
prognóstico, 16
DEL (Distúrbio Específico da Linguagem)
atraso de linguagem e, 13q
comparativo entre, 13q
imatura, 13q
simples, 13q
definição, 11
etiologia, 12
prognóstico, 13
Demência
e linguagem, 95-105
arte, 102
como enfoque na terapia, 102
avaliação, 100
DFT, 96, 99
diagnóstico, 98
sintomas principais, 97
Desenho(s), 44

Desenvolvimento
da linguagem,1-30
da percepção, 7
das cores, 7
das formas, 7
das grandezas, 7
geral, 7
da preensão, 7
diagnóstico diferencial
no atraso de, 1-30
afasia adquirida, 22
áudio-mudez fisiológica, 14
autismo, 17
casos clínicos, 25-30
simples, 10
deficiência auditiva, 20
deficiência mental, 15
DEL/SLD, 11
disfasia, 11
paralisia cerebral, 19
por imaturidade, 10
QI, 16
síndrome de Down, 15
DFT (Demência Frontotemporal), 96
diagnóstico, 98
linguagem e, 99
sintomas principais, 97
Dificuldade
da criança, 9f
para copiar desenhos, 9f
sobrepostos, 9f
Disfasia
definição, 11
etiologia, 12
prognóstico, 13
Distúrbio(s)
da comunicação, 39-50
casos clínicos de crianças com, 39-50
família como recurso terapêutico
nos, 39-50

E

Edema
de Reinke, 82f
etapas do, 83f
Equívoco(s)
na aquisição da linguagem, 2
no uso da sintaxe, 2
usando a fonologia, 2

ÍNDICE REMISSIVO

usando a morfologia, 2
usando as sílabas, 2
Estabilidade
emocional, 4
linguagem e, 4
Estimulação
do ambiente, 5
linguagem e, 5
Estômago
dinâmica do, 86*f*
Evolução
da cópia, 8*f*
nas crianças, 8*f*
conforme a idade, 8*f*

F

Fala
etapas da aquisição da, 21*q*
na criança, 21*q*
ouvinte, 21*q*
surda, 21*q*
Família(s)
como recurso terapêutico, 39-50
nos casos clínicos de crianças, 39-50
com distúrbios da comunicação, 39-50
disfuncionais, 42
funcionais, 42
jogos com a, 43
o que pode fazer, 44
para ajudar os filhos, 44
terapia relacional da, 44
sistêmica, 44
casos fonoaudiológicos com, 44
Fonema(s)
percepção dos, 15*f*
no cérebro, 15*f*
porcentagem de, 15*f*
Fonoaudiologia
com visão relacional, 40
sistêmica, 40
recursos terapêuticos na, 43
com visão
Fonologia
equivoco usando a, 2
na aquisição da linguagem, 2
Forma(s)
percepção das, 7
evolução da, 7

G

Genograma, 43, 45*f*, 47*f*
Grandeza(s)
percepção das, 7
desenvolvimento das, 7
Granuloma
funcional, 108*f*
compensatório, 108*f*

H

Habilidade(s)
mentais, 4
adequadas, 4
linguagem e, 4

I

Idoso(s)
alterações vocais nos, 107-110
caso clínico, 109
conduta terapêutica, 110
história, 109
provas terapêuticas, 109
Imaturidade
atraso por, 10
no desenvolvimento da linguagem, 10
características, 10
definição, 10
prognóstico, 11
linguagem com, 26
caso clínico, 26

J

Jogo(s)
com a família, 43

L

Laringe
e cordas vocais inflamadas, 87*f*
Leucoplasia, 84*f*
Linguagem
aquisição da, 1, 2, 9
equívocos, 2
no uso da sintaxe, 2
usando a fonologia, 2
usando a morfologia, 2
usando as sílabas, 2
fatores que podem alterar a, 9

atraso de desenvolvimento da, 1-30
  diagnóstico diferencial no, 1-30
    afasia adquirida, 22
    áudio-mudez fisiológica, 14
    autismo, 17
    casos clínicos, 25-30
    simples, 10
    deficiência auditiva, 20
    deficiência mental, 15
    DEL/SLD, 11
    disfasia, 11
    paralisia cerebral, 19
    por imaturidade, 10
    QI, 16
    síndrome de Down, 15
  por falta de estimulação, 29
    caso clínico, 29
com imaturidade, 27
  caso clínico, 27
demência e, 95-105
  arte, 102
    como enfoque na terapia, 102
  avaliação, 100
  DFT, 96, 99
    diagnóstico, 98
    sintomas principais, 97
desenvolvimento da, 6
  percepção, 7
    das cores, 7
    das formas, 7
    das grandezas, 7
    geral, 7
    preensão, 7
gestual, 33
  desenvolvimento da, 33
    casos clínicos, 34
oral, 31-37
  desenvolvimento da, 31-37
    versus gestual, 31-37
Linha
  do tempo, 43

M

Má
  coaptação, 108*f*
Maduração
  linguagem e, 5
Morfologia
  equivoco usando a, 2
    na aquisição da linguagem, 2

O

Organização
  linguagem e, 5

P

Paralisia
  cerebral, 19
    autorretrato, 28*f*
    características, 19
    caso clínico, 27
    definição, 19
    etiologia, 20
    prognóstico, 20
Percepção(ões)
  desenvolvimento da(s), 7
    das cores, 7
    das grandezas, 7
    geral, 7
  dos fonemas, 15*f*
    no cérebro, 15*f*
      porcentagem de, 15*f*
  evolução da, 7
    das formas, 7
Planta
  da casa, 43, 47*f*
    feita com a mãe, 49*f*
    feita com o pai, 49*f*
Pré-Adolescente
  a voz do, 53-61
    na preparação da
      cerimônia judaica, 53-61
      de Bar & Bat-Mitzvá, 53-61
Preensão
  desenvolvimento da, 7
Prega Vocal
  atrofia de, 108*f*
Preparação Vocal
  nas artes cênicas, 63-67
Presbilaringe, 108*f*
Processamento
  auditivo, 4
    central, 4
      linguagem e, 4

Q

QI (Quociente de Inteligência)
  prognóstico, 16

R

Reinke
edema de, 82f
etapas do, 83f
RGE (Refluxo Gastroesofágico)
presença de, 85f
em região laríngea, 85f

S

SA (Síndrome de Asperger)
características, 17
Sílaba(s)
equívocos usando as, 2
na aquisição da linguagem, 2
Síndrome
de Down, 15
características, 15
definição, 15
etiologia, 16
evolução da, 15
Sintaxe
equivoco no uso da, 2
na aquisição da linguagem, 2
Sistema
nervoso central, 3
integridade do, 3
linguagem e, 3
sensorial, 4
funcionamento adequado do, 4
linguagem e, 3
SLD (*Specific Language Development*)
definição, 11
etiologia, 12
prognóstico, 13

T

TEA (Transtorno do Espectro Autista), 41
Teatro
de fantoches, 43
Terapia
relacional sistêmica, 43, 44
de família, 44
casos fonoaudiológicos da, 44
fonoaudiologia com visão da, 43
recursos terapêuticos, 43
Transexual
a voz do, 75-78

V

Visão
relacional sistêmica, 40, 43, 50f
fonoaudiologia com, 40, 43
recursos terapêuticos, 43
trabalho fonoaudiológico com, 50f
Voz
considerações sobre, 58
do pré-adolescente, 53-61
na preparação da
cerimônia judaica, 53-61
de Bar & Bat-Mitzvá, 53-61
do transexual, 75-78
fisiologia da, 56
mudanças na, 57
de meninas, 57
de meninos, 57
pós-fonoterapia, 79-93
aceitável, 79-93
adaptada, 79-93
caso clínico, 92